MEDialog

Springer
*Berlin
Heidelberg
New York
Barcelona
Budapest
Hongkong
London
Mailand
Paris
Santa Clara
Singapur
Tokio*

Götz F. Domagk

Biochemie
für die mündliche Prüfung

Fragen und Antworten

2. überarbeitete Auflage

Mit 36 Abbildungen

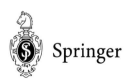

Prof. Dr. med. Dipl. Chem. GÖTZ F. DOMAGK
Am Ebelhof 20
D-37075 Göttingen

ISBN 3-540-61962-3 Springer-Verlag Berlin Heidelberg New York

ISBN 3-540-55655-9 1. Auflage Springer-Verlag Berlin Heidelberg New York

Die Deutsche Bibliothek – CIP-Einheitsaufnahme
Domagk, Götz F.: Biochemie für die mündliche Prüfung: Fragen und Antworten. Götz F. Domagk. – 2. Aufl. – Berlin; Heidelberg; New York; Barcelona; Budapest; Hongkong; London; Mailand; Paris; Santa Clara; Singapur; Tokio; : Springer, 1997
(MEDialog)
ISBN 3-540-61962-3

Dieses Werk ist urheberrechtlich geschützt. Die dadurch begründeten Rechte, insbesondere die der Übersetzung, des Nachdrucks, des Vortrags, der Entnahme von Abbildungen und Tabellen, der Funksendung, der Mikroverfilmung oder der Vervielfältigung auf anderen Wegen und der Speicherung in Datenverarbeitungsanlagen, bleiben, auch bei nur auszugsweiser Verwertung, vorbehalten. Eine Vervielfältigung dieses Werkes oder von Teilen dieses Werkes ist auch im Einzelfall nur in den Grenzen der gesetzlichen Bestimmungen des Urheberrechtsgesetzes der Bundesrepublik Deutschland vom 9. September 1965 in der jeweils geltenden Fassung zulässig. Sie ist grundsätzlich vergütungspflichtig. Zuwiderhandlungen unterliegen den Strafbestimmungen des Urheberrechtgesetzes.

© Springer-Verlag Berin Heidelberg 1992, 1997
Printed in Germany

Die Wiedergabe von Gebrauchsnamen, Handelsnamen, Warenbezeichnungen usw. in diesem Werk berechtigt auch ohne besondere Kennzeichnungen nicht zu der Annahme, daß solche Namen im Sinne der Warenzeichen- und Markenschutz-Gesetzgebung als frei zu betrachten wären und daher von jedermann benutzt werden dürfen.

Produkthaftung: Für Angaben über Dosierungsanweisungen und Applikationsformen kann vom Verlag keine Gewähr übernommen werden. Derartige Angaben müssen vom jeweiligen Anwender im Einzelfall anhand anderer Literaturstellen auf ihre Richtigkeit überprüft werden.

Umschlaggestaltung: design & production GmbH, Heidelberg
Herstellung: TBS, Sandhausen
SPIN: 10523050   15/3134-5 4 3 2 1 – Gedruckt auf säurefreiem Papier

Vorwort zur 2. Auflage

Seit der Aufnahme der mündlichen Prüfungen zum Physikum haben sich die Anforderungen an die Examenskandidaten wesentlich geändert: Der Student kann nicht, wie bei der Beantwortung der schriftlichen Multiple-Choice-Fragen, eine ihm unangenehm erscheinende Frage einfach auszulassen, sondern muß Stellung beziehen und zu jedem Fragenkomplex sofort Rede und Antwort stehen. Das hier vorliegende Taschenbuch will dabei Hilfestellung leisten: zu 190 den Lernstoff der Biochemie weitgehend abdeckenden Fragen werden Vorschläge zur Gesprächseinleitung gemacht.

Das Konzept von MEDialog zeichnet sich u.a. dadurch aus, daß fast jedem Frage-Antewort-Komplex eine Seite gewidmet ist, um eine möglichst gleiche Gewichtung der Fragen zu gewährleisten. Diese Umfangsfestlegung trägt gleichzeitig der knappen Zeit für die Prüfungsvorbereitung Rechnung, ohne jedoch an relevanten Fakten zu sparen. Für weitgehende Erläuterungen oder auch Abbildungen sollten die gängigen Lehrbücher befragt werden.

Ich hoffe, daß das Durcharbeiten der hier vorliegenden Kommentare den Gang zur mündlichen Prüfung erleichtert. Die 2. Auflage des Taschenbuchs erscheint 5 Jahre nach der Erstausgabe; der Text wurde überarbeitet und um etwa 10 Themen erweitert. U.a. sind neu aufgenommen: Moderne Verfahren wie RIA, ELISA und PCR; Ubiquitin; Fruktose-2,6-bisphosphat; Cytokine; Onkogene; Stickstoffmonoxid.

Den die MEDialog-Serie betreuenden Damen des Springer-Verlags, Frau A.C. Repnow und Frau R.M. Doyon, sei für eine sehr gute Zusammenarbeit auch an dieser Stelle nochmals herzlich gedankt.

Göttingen, im März 1997 GÖTZ F. DOMAGK

Inhaltsverzeichnis

1	**Allgemeines**	1
1.1	Bedeutung des Wassers	1
1.2	Konzentrationsangaben	2
1.3	Wichtige biochemische Verfahren: RIA, ELISA, PCR	3
2	**Aminosäuren**	4
2.1	Proteinogene Aminosäuren	4
2.2	Essentielle Aminosäuren	5
2.3	Polarität der Aminosäuren	6
2.4	Chemisches Verhalten der Aminosäuren	7
2.5	Bildung von Peptiden	8
2.6	Natürliche Peptide	9
2.7	Aufbau der Proteine	10
2.8	Eigenschaften der Proteine	11
2.9	Protein-Analytik	12
2.10	Proteinasen, Transaminasen	13
2.11	Ubiquitin: Signal für die intrazelluläre Proteolyse	14
2.12	Harnstoffcyclus	15
2.13	Glukoplastische und ketoplastische Aminosäuren	16
2.14	Aminosäure-Decarboxylierung	17
3	**Enzyme und Coenzyme**	18
3.1	Enzyme allgemein	18
3.2	Einteilung der Enzyme	19
3.3	Enzymkinetik	20
3.4	Enzymhemmung	21
3.5	Interconvertierbare Enzyme	22
3.6	Allosterische Kontrolle	23
3.7	Leitenzyme	24
3.8	Enzyme in der klinischen Diagnostik	25
3.9	Isoenzyme	26
3.10	Coenzyme	27

4	**Nucleinsäuren und Molekularbiologie**	28
4.1	Basen, Nucleoside, Nucleotide	28
4.2	Biosynthese der Nucleinsäurebasen	28
4.3	Biosynthese der Pentosen	30
4.4	Abbau der Nucleinsäurebasen	31
4.5	Desoxyribonucleinsäuren	32
4.6	Ribonucleinsäuren	33
4.7	Replikation	34
4.8	Transcription	35
4.9	Genetischer Code	36
4.10	Translation	37
4.11	Posttranslationale Modifikation	38
4.12	Proteinsynthese und -verteilung	39
4.13	Antibiotika	40
4.14	Mutationen	41
4.15	DNA-Reparatur	42
4.16	Reverse Transcriptase	43
4.17	Restriktionsendonucleasen	44
4.18	Plasmide	45
4.19	Induktion und Repression	46
4.20	Genexpression bei Eukaryonten	47
4.21	Onkogene und Protoonkogene	48
5	**Kohlenhydrate**	49
5.1	Kohlenhydrate allgemein	49
5.2	Monosaccharide	50
5.3	Zuckersäuren und Reduktionsproben	51
5.4	Desoxyzucker und Aminozucker	52
5.5	Disaccharide	53
5.6	Homoglykane	54
5.7	Heteroglykane	55
5.8	Glykolyse I: Glucose → Triosephosphate	56
5.9	Glykolyse II: Triosephosphat → Milchsäure	57
5.10	Gluconeogenese	58
5.11	Fruktose-2,6-bisphosphat: Aktivator der Glykolyse	59
5.12	Glykogenabbau	60
5.13	Glykogenbiosynthese	61
5.14	Pentosephosphatcyclus	62
5.15	Stoffwechsel der Laktose	63

| 5.16 | Stoffwechsel der Fruktose | 64 |

6 Lipide — 65
6.1	Definition und Einteilung	65
6.2	Ungesättigte Fettsäuren	66
6.3	Eikosanoide	67
6.4	Triglyceride und Wachse	68
6.5	Glycerinphosphatide und Sphingolipide	69
6.6	Cholesterin	70
6.7	β-Oxidation der Fettsäuren	71
6.8	Fettsäurebiosynthese	72
6.9	Lipoproteine	73
6.10	Ketonkörper	74

7 Biologische Oxidation — 75
7.1	Pyruvatdehydrogenase	75
7.2	Citronensäurecyclus	76
7.3	Anabole Funktionen des Citratcyclus	77
7.4	Anaplerotische Reaktionen am Citratcyclus	78
7.5	Atmungskette und oxidative Phosphorylierung	79
7.6	Hemmstoffe und Entkoppler der Atmungskette	80
7.7	Hydroperoxidasen	80
7.8	Sauerstoff-verwertende Enzyme	81

8 Mineralstoffwechsel — 82
8.1	Calcium	82
8.2	Eisen	83
8.3	Magnesium	83
8.4	Zink und Kupfer	84
8.5	Spurenelemente	85

9 Hormone — 86
9.1	Einteilung der Hormone	86
9.2	Rezeptoren und second messenger	87
9.3	Stickstoffmonoxid, NO: Radikal mit vielseitiger Wirkung	88
9.4	cyclo-AMP und G-Proteine	89
9.5	Inosittrisphosphat und Diacylglycerin	90
9.6	Calmodulin	91
9.7	Hormonelle Regelkreise	92

9.8	Schilddrüse	93
9.9	Nebenschilddrüsen	94
9.10	Thyreocalcitonin	95
9.11	Herz-Hormone	96
9.12	Erythropoietin	97
9.13	Nebennierenmark	98
9.14	Glucocorticoide	99
9.15	Mineralcorticoide	99
9.16	Insulin	100
9.17	Glucagon	101
9.18	Somatostatin	102
9.19	Estrogene	103
9.20	Gestagene	104
9.21	Androgene	105
9.22	Hypophysenvorderlappen	106
9.23	Hypophysenhinterlappen	107
9.24	Hypothalamus	108
9.25	Thymus	109
9.26	Serotonin	109
9.27	Hormone des Intestinaltrakts	110
9.28	Diabetes mellitus	111
9.29	Antikonzeption	112
9.30	Cytokine	113
10	**Immunsystem**	**114**
10.1	Allgemeine Abwehrmechanismen	114
10.2	Zellen des Immunsystems	115
10.3	Struktur der Antikörper	116
11	**Vitamine**	**117**
11.1	Allgemeine Übersicht	117
11.2	Thiamin	118
11.3	Riboflavin	119
11.4	Niacin	120
11.5	Pyridoxin	121
11.6	Cobalamin	122
11.7	Folsäure	123
11.8	Pantothensäure	124
11.9	Ascorbinsäure	125

11.10	Biotin	126
11.11	Retinol	127
11.12	Calciferol	128
11.13	Tocopherol	129
11.14	Phyllochinon	130
12	**Ernährung**	**131**
12.1	Hauptnährstoffe	131
12.2	Essentielle Nährstoffe	132
12.3	Respiratorischer Quotient, spezifisch-dynamische Wirkung	133
12.4	Überernährung	134
12.5	Hunger und Fasten	135
13	**Verdauung**	**136**
13.1	Verdauungstrakt	136
13.2	Mundverdauung	137
13.3	Magenverdauung	138
13.4	Galle	139
13.5	Pancreassaft	140
13.6	Fettverdauung	141
13.7	Intestinale Absorption	142
13.8	Dickdarm, Faeces	143
14	**Subzellulärstrukturen**	**144**
14.1	Biologische Membranen	144
14.2	Transportvorgänge durch Membranen	145
14.3	Mitochondrien	146
14.4	Ribosomen	147
14.5	Golgi-Apparat	148
14.6	Lysosomen	148
14.7	Peroxisomen	149
14.8	Zellkern	149
14.9	Zytoskelett	150
15	**Blut**	**151**
15.1	Blutplasma und Serum	151
15.2	Blutkörperchen	152
15.3	Blutfarbstoff	153

15.4	Biosynthese des Pyrrolringes	154
15.5	Vom Porphobilinogen zum Häm	155
15.6	Sauerstofftransport	156
15.7	Kohlendioxidtransport	157
15.8	Blutgerinnung	158
15.9	Hemmung der Blutgerinnung	159
15.10	Fibrinolyse	160
15.11	Blutgruppen	161
16	**Leber**	162
16.1	Stellung der Leber im Stoffwechsel	162
16.2	Biotransformation	163
16.3	Gallenfarbstoffe	164
17	**Niere, Harn**	165
17.1	Harnbildung	165
17.2	Harnzusammensetzung	166
17.3	Harnkonkremente	167
17.4	Säure-/Basen-Kontrolle	168
18	**Fettgewebe**	169
18.1	Fettgewebe als Energiespeicher	169
18.2	Lipogenese	170
18.3	Lipolyse	171
19	**Muskel, Kontraktion**	172
19.1	Muskelaufbau	172
19.2	Energie der Muskelkontraktion	173
19.3	Rote, weiße und glatte Muskulatur	173
19.4	Muskelkontraktion	174
20	**Bindegewebe**	175
20.1	Kollagen	175
20.2	Elastin	176
20.3	Knochen	177
20.4	Kollagenkrankheiten	178
20.5	Mucopolysaccharidosen	179

21	**Nervengewebe**	180
21.1	Chemie des Nervensystems	180
21.2	Neurotransmitter	181
21.3	Sehvorgang	182

Sachverzeichnis 183

1.1 Wieso ist Wasser für Landbewohner von Bedeutung?

Wasser ist für fast alle Lebensprozesse von entscheidender Bedeutung, da die Reaktionsabläufe im Stoffwechsel in wäßrigem Medium stattfinden. Darüber hinaus müssen viele von landlebenden Organismen produzierte Abfallprodukte in wäßriger Lösung zur **Ausscheidung** gebracht werden.

Die meisten tierischen und pflanzlichen Zellen haben einen Gehalt von 70 bis 85 % Wasser, extreme Ausnahmen wie der Zahnschmelz mit 0,2 % und der Glaskörper des Auges mit 99 % sollen aber nicht verschwiegen werden. Bei Bestimmung des **Wassergehalts** des Gesamtkörpers kommt man auf gut 60 %, der 70 kg-Normalmensch enthält also 45 kg Wasser, davon 1/3 extrazellulär und 2/3 intrazellulär. Ein Wasserverlust von 10 % des Körpergewichts geht bereits mit schweren Gesundheitseinbußen einher; bei 20 % tritt der Tod ein.

Normalerweise sind **Wasserzufuhr und -abgabe** gut im Gleichgewicht, wie nachfolgende Tabelle zeigt:

Wasseraufnahme/24 h		Wasserabgabe/24 h	
Trinkwasser	1000 ml	Harn	1200 ml
Wassergehalt der festen Nahrung	700 ml	Abgabe über die Lunge [Inspirationsluft 1,5 % H_2O Exspirationsluft 6,5 % H_2O]	500 ml
Oxidationswasser	300 ml	Verdunstung über die Haut	300 ml
Summe:	2000 ml/24 h	Summe:	2000 ml/24 h

Das **Oxidationswasser** entsteht bei der Verbrennung fester Nahrungsstoffe; so liefert 1 mol Glucose (180 g) bei der Verbrennung 6 mol Wasser (108 g).

1.2 Berechnen Sie den Blutzuckerwert von 9 mmol/L in g%

Hin und wieder werden im Examen einmal solch ganz einfache Rechenaufgaben zur Diskussion gestellt.

Im täglichen Leben und in der Technik sind Konzentrationsangaben in „%" üblich, d. h. in **Gramm pro 100 ml** Lösung. So enthält eine 0,9 % Natriumchloridlösung 0,9 g NaCl in 100 ml bzw. 9 g in 1 Liter.

Da man das Molekulargewicht des NaCl mit 58,5 (Na = 23 + Cl = 35,5) kennt, kann man den Gehalt der eben angesprochenen Lösung auch in mol/L angeben: 9 : 58,5 = 0,154 **mol/L** oder 154 mmol/L (alte Schreibweise 154 mM).

Eine NaCl-Lösung von 154 mmol/L ist blutisoton; eine blutisotone KCl-Lösung ist auch 0,154 M, der Kaliumchloridgehalt ist aber wegen des höheren Molekulargewichts (KCl = 74,5) höher: 0,154 x 74,5 = 11,5 g/L = 1,15 %.

Die Glucosekonzentration im Blut („Blutzucker") wird bei allen stationären Patienten regelmäßig überprüft. Ein guter Normalwert wäre hier 0,09 %, früher meist als 90 mg% protokolliert. Diese Einheit soll heute nicht mehr verwendet werden, üblich geworden ist statt dessen 90 mg/dL. Informativer sind aber auch hier die Angaben in mol/L bzw. mmol/L-Da das Molekulargewicht der Glucose 180 beträgt, ist ein Blutzucker von 90 mg/dL = 0,9 g/L = 0,9 : 180 = 0,005 mol/l = 5 mmol/L, auch als 5 mM geschrieben.

Die in der obigen Frage gestellte Frage würde folgendermaßen gelöst: 9 mmol/L = 9 x 180 mg = 1620 mg/L = 0,162 g%.

Bei der Herstellung einer blutisotonen Glucoselösung muß man bedenken, daß NaCl und KCl in Wasser in 2 Ionen zerfallen; diese 154 mM Lösungen sind also 308 mosm (**milliosmolar**). Da Glucose nicht dissoziiert, muß man für eine blutisotone Lösung 0,308 x 180 = 55,4 g/L einwiegen.

1.3 Was wissen Sie über die biochemisch wichtigen RIA, ELISA und PCR?

Vor allem in der Endokrinologie entstand schon früh der Bedarf an Analyseverfahren für sehr kleine Mengen (10^{-15} mol) sehr ähnlich gebauter Stoffe (Peptide; Steroide). RIA und ELISA sind Spezialfälle von **Immuno-Assays,** die auf der Bindung hochspezifischer Antikörper beruhen. Solche Verfahren sind geeignet zur Bestimmung aller Substanzen, gegen die Antikörper erzeugt werden können.

Es kommt ein kompetitives Bindungssystem zum Einsatz: im **RIA** konkurriert radioaktiv markiertes Hormon (Tracer, = Antigen) mit dem Antigen der Probe um einen im Testansatz im Unterschuß vorliegenden Antikörper. Die Menge von Tracer und Antikörper ist in allen Testansätzen gleich, die Menge des Proben-Antigens variiert. Je mehr Hormon in der Probe ist, desto weniger Radioaktivität wird gebunden. Der Antigen-gebundene Tracer wird ausgefällt und gemessen. Mit bekannten Hormonmengen wird eine Eichkurve erstellt.

Bei dem **ELISA** (enzyme linked immunosorbent assay) ist an das Hormon (oder auch den Antikörper) ein Indikatorenzym gekoppelt (üblich sind hier Peroxidase, alkalische Phosphatase, G6PDH), dessen Aktivität nach der Ag-Ak-Reaktion gemessen wird.

Mit der **PCR** (polymerase chain reaction) können kleinste DNA-Mengen ohne Wirtszellen in vitro in den mg-Bereich vermehrt werden, was für viele Arbeitsbereiche (Rechtsmedizin, pränatale Diagnostik) interessant ist. Das Prinzip dieser Methode sei hier kurz geschildert: das DNA-„Muster" wird durch Erhitzen in 2 Einzelstränge dissoziiert. Nach dem Abkühlen werden alle 4 Desoxyribonucleosid-Triphosphate, eine wärmebeständige DNA-Polymerase und 2 synthetische Oligonucleotidprimer eingesetzt. Letztere binden an die beiden Einzelstränge und werden zum Startpunkt für die in 5',3'-Richtung ablaufende DNA-Synthese. Die dabei gebildeten DNA-Doppelstränge werden wieder durch Erwärmen dissoziiert. Bei Abkühlen lagern sich die im Überschuß vorhandenen Primer jeweils wieder an, und die Synthese neuer Doppelstränge beginnt. Der im 20 min-Abstand erfolgende Wechsel zwischen Erhitzen und Abkühlen erfolgt automatisch im Thermostat.

2.1 Wieviele proteinogene Aminosäuren gibt es?

Eine Aminogruppen-Substition am α-C-Atom einer längerkettigen Säure bewirkt, daß solch ein Molekül in 2 Spiegelbild-isomeren Varianten existieren muß. Alle am Aufbau von Proteinen beteiligten 20 „proteinogenen" Aminosäuren liegen in der L-Form vor (Ausnahme Glycin = Aminoessigsäure, von der es keine Isomeren gibt, da das α-C-Atom nicht 4 verschiedene Substituenten trägt).

Alle proteinogenen Aminosäuren haben eine Aminogruppe in α-Stellung zur Carboxylgruppe (Ausnahme: Prolin, das zwar in der α-Stellung einen Stickstoff hat, aber als sekundäres Amin (R-NH-R') bezeichnet werden muß).die in manchen Büchern übliche Bezeichnung des Prolins als Iminosäure ist falsch, denn die Struktur eines Imins ist HN = C⟨ , der Stickstoff steht also in Bindung nur zu einem Kohlenstoff.

Die zum Proteinaufbau aller Proteine der Natur (Tierreich, Pflanzenreich und Mikroorganismen, selbst Viren!) verwendeten **zwanzig** Aminosäuren lassen sich nach ihrer Struktur in 7 Gruppen zusammenfassen:

- 5 aliphatische: Glycin, Alanin, Valin, Leucin, Isoleucin
- 2 Hydroxysäuren: Serin, Threonin
- 2 schwefelhaltige: Cystein, Methionin
- 4 saure Aminosäuren: Asparaginsäure, Glutaminsäure
  bzw. ihre Amide: Asparagin, Glutamin
- 3 basische Aminos.: Lysin, Arginin, Histidin
- 3 aromatische AS: Phenylalanin, Tyrosin, Tryptophan
- 1 ohne Aminogruppe: Prolin

In einigen tierischen und bakteriellen Enzymen hat man kürzlich die Aminosäure Selenocystein (Seitenkette $-CH_2-Se-H$) gefunden. Da ihr Einbau über eine tRNA (Codon UGA; s. 4.9) erfolgt, wird Sec von manchen Autoren als 21. proteinogene Aminosäure bezeichnet.

D-Aminosäuren finden sich nicht im tierischen Organismus; aber in der Natur gibt es sie schon: z. B. in den cyclischen Peptiden Phalloidin und Amanitin des Knollenblätterpilzes oder als Baustein gewisser Antibiotica.

2.2 Was versteht man unter essentiellen Aminosäuren?

Überall in der Natur werden dieselben 20 „proteinogenen" Aminosäuren verwendet, um die verschiedensten Proteine aufzubauen. In tierischen Organismen werden diese Aminosäuren gewonnen, wenn die Eiweißstoffe der Nahrung im Intestinaltrakt verdaut, d. h. zu Aminosäuren hydrolysiert werden. Von einfachen Lebewesen, z. B. dem Bakterium E. coli, weiß man, daß sie ihre Zellsubstanz ganz ohne Eiweißzufuhr aufbauen können; ihnen genügen z. B. Glycerin und ein Ammoniumsalz als Nährstoffe. Kann sich auch der Mensch notfalls seine Aminosäuren selbst bilden?

Tatsächlich sind 12 der oben erwähnten 20 Aminosäuren auch für Menschen machbar, dann nämlich, wenn die entsprechenden α-Ketosäuren irgendwo im Stoffwechsel anfallen. So kann z. B. aus der Brenztraubensäure, CH_3-CO-COOH, das Alanin CH_3-$CHNH_2$-COOH und aus der Oxalessigsäure HOOC-CO-CH_2-COOH die Asparaginsäure HOOC-$CHNH_2$-CH_2-COOH gebildet werden. Solche Umwandlungen geschehen durch Transaminasen.

Die 8 so nicht zugängigen Aminosäuren werden als essentiell bezeichnet. E. coli kennt diesen Begriff nicht: von ihm werden alle 20 Aminosäuren selbst synthetisiert. Der erwachsene Mensch muß **8 Aminosäuren** mit der Nahrung zuführen, und zwar in Tagesmengen von 0,5 bis 1 g. Nur dann ist eine universelle Proteinsynthese möglich, wann auch immer Bedarf besteht. Die 8 für den Menschen essentiellen Aminosäuren sind:

- Valin
- Leucin
- Isoleucin
- Lysin
- Methionin
- Threonin
- Phenylalanin
- Tryptophan

Evtl. sind in der frühkindlichen Aufbauphase noch zusätzlich Histidin und Arginin essentiell. Für Menschen mit einer verminderten Aktivität der Phenylalanin-Hydroxylase (Phenylketonurie-Patienten!) ist auch Tyrosin eine essentielle Aminosäure.

2.3 Wo spielt die Polarität der Aminosäure eine Rolle?

Alle 20 proteinogenen Aminosäuren haben, mit Ausnahme des L-Prolins, folgende Grundstruktur:

$$\text{a)}\quad H_2N-\underset{R}{\underset{|}{C}}H-COOH \qquad \text{b) L-Prolin}\quad \begin{array}{c} H_2C-CH_2 \\ |\quad\quad | \\ H_2C\quad CH-COOH \\ \diagdown\; \diagup \\ N \\ | \\ H \end{array}$$

Wenn wir unseren Blick auf die Seitenkette -R beschränken, so ergibt sich daraus ein gutes Schema zur Einteilung der 19 Strukturen: es gibt (s. 2.1) aliphatische, HO-substituierte, schwefelhaltige, saure, basische und aromatische Aminosäuren.

Eine weitere sinnvolle Einteilung dieser 20 Aminosäuren erhält man, wenn man überlegt, welche der Verbindungen mit der Nahrung zugeführt werden müssen (8 essentielle Aminosäuren; s. 2.2).

Ein drittes, an Bedeutung gewinnendes Einteilungsprinzip berücksichtigt die Polarität der Seitenketten -R: wie **polar (hydrophil)** bzw. **apolar (hydrophob)** sind die Substituenten? Stark hydrophil sind z. B. Serin, R -CH_2OH, oder Aspartat, R -CH_2-COOH, sehr hydrophob sind Phenylalanin, R -CH_2-C_6H_5, und Valin, R -CH) $(CH_3)_2$. Dazwischen gibt es einige Mischtypen.

Diese Überlegungen sind wichtig, wenn man die Primärstrukturen von Enzymen oder Membranproteinen betrachtet. Man hat nämlich herausgefunden, daß **globuläre Proteine**, wie sie die meisten Enzyme darstellen, im Strukturinneren hydrophobe Aminosäuren anhäufen, während sich auf der dem Cytosol zugekehrten Oberfläche vorwiegend polare Aminosäuren finden. Ähnlich ist es bei den **Membranproteinen**: im Cytosol und auf der Zelloberfläche gibt es vorwiegend polare, im Bereich des Durchtritts durch die lipidhaltige Membran fast nur apolare Aminosäuren.

2.4 Erläutern Sie das chemische Verhalten der Aminosäuren

Da Aminosäuren gleichzeitig saure und basische Gruppen enthalten, hat man sie als Zwitterionen bezeichnet; wissenschaftlich spricht man von Ampholyten. Löst man eine Aminosäure in Wasser, so dissoziiert die Carboxylgruppe -COOH $\rightarrow$ -COO$^-$ + H$^+$; die Aminogruppe nimmt ein Proton auf -NH$_2$ + H$^+$ $\rightarrow$ -NH$_3^+$ und bekommt dadurch eine positive Ladung. Wäßrige Lösungen von Monoaminomonocarbonsäuren haben je eine (+)- und eine (–)-Ladung („neutrale Aminosäuren") und reagieren praktisch neutral.

Trägt man den pH-Wert einer Aminosäurelösung in Abhängigkeit von der Zugabe von Base bzw. Säure auf, so erhält man eine **Titrationskurve**, die im Fall einer neutralen Aminosäure 3 Wendepunkte zeigt. Den pH-Wert, den man mißt, wenn die Hälfte der Säuregruppen neutralisiert ist, bezeichnet man als pK$_s$-Wert; hier wirkt die Aminosäure, ebenso wie beim pH$_b$, als **Puffer**. Das gilt für alle Aminosäuren; leider liegen diese Pufferkapazitäten nicht im physiologisch interessanten pH-Bereich (einzige Ausnahme: die Imidazolseitenketten der Aminosäure Histidin). Der im Neutralbereich, also in der Mitte liegende Wendepunkt entspricht dem isoelektrischen Punkt (**IP**). Hier haben die Aminosäuren keine Pufferwirkung! Am IP haben die Aminosäuren gleich viele positive wie negative Ladungen, aber sie sind nicht ungeladen. Die pK-Werte für alle Aminosäuren kann man in Tabellenwerken nachlesen; den IP einer neutralen Aminosäure errechnet man als das arithmetische Mittel der beiden pK-Werte.

Bei den sauren Aminosäuren ist es etwas komplizierter: die Glutaminsäure hat z.B. 3 pK-Werte (2, 4 und 10), ihr IP entspricht dem arithmetischen Mittel der beiden sauren pK-Werte, liegt also bei 3. Entsprechendes gilt für basische Aminosäuren. Jede Aminosäure (und jedes Peptid) hat nur einen IP; der ist eine Stoffkonstante, d. h. nicht durch irgendwelche Zusätze veränderbar.

Alle Aminosäuren außer Prolin ergeben beim Erhitzen mit Ninhydrin eine blauviolette Färbung, die quantitativ ausgewertet werden kann. Prolin, ohne freie Aminogruppe, ergibt eine Gelbfärbung.

2.5 Was versteht man unter einem Peptid?

Wenn sich zwei Aminosäuren unter Wasserabspaltung zwischen einer Carboxylgruppe und der α-Aminogruppe der anderen Aminosäure vereinen, so erhält man ein Dipeptid; dementsprechend entsteht aus 3 Aminosäuren, unter Abspaltung von 2 H_2O, ein Tripeptid. Größere, aus Aminosäuren aufgebaute Verbände heißen Polypeptide, von wo ein fließender Übergang zu den Proteinen (ab etwa 100 Aminosäuren) besteht. Charakteristisch für Peptide ist die -CO-NH—Bindung, auch **Peptidbindung** genannt.

Ein mehrfaches Auftreten von Peptidbindungen kann zu analytischen Verfahren genutzt werden, weie z. B. bei der Biuret-Methode, bei der mit einem alkalischen Kupfer-Reagenz eine quantitativ auswertbare Farbreaktion entsteht.

Aus zwei Aminosäuren, z. B. Glycin und Alanin, können zwei unterschiedliche Dipeptide gebildet werden:

$$\text{(1)} \quad H_2N-CH_2-CO-NH-\underset{|}{\overset{CH_3}{CH}}-COOH \quad \text{und}$$

$$\text{(2)} \quad H_2N-\underset{|}{\overset{CH_3}{CH}}-CO-NH-CH_2-COOH.$$

Peptid (1) heißt Glycyl-alanin, (2) heißt Alanyl-glycin. Merke: die Aminosäure mit der freien Carboxylgruppe behält ihren Namen! Konventionell schreibt man bei Peptidstrukturen, wie auch hier gezeigt, den **N-Terminus** nach **links**; – rechts steht der C-Terminus.

Durch eine Umlagerung kann die Peptidbildung **Doppelbindungscharakter** annehmen, wodurch die freie Drehbarkeit der Peptidkette aufgehoben wird:

$$-\underset{\overset{\|}{O}}{C}-NH- \quad \longleftrightarrow \quad -\underset{\overset{|}{OH}}{C}=N-$$

2.6 Welche natürlich vorkommende Peptide kennen Sie?

Ein schon lange bekanntes Tripeptid von großer biologischer Bedeutung ist das **Glutathion**, Gamma-Glutamyl-cysteyl-glycin, das über seine Thiolgruppe als Redoxsystem wirkt und vor allem in Erythrozyten eine Rolle spielt. Bei seiner reduzierenden Wirkung vereinen sich 2 Glutathion, G-SH, zum Disulfid, G-S-S-G; letzeres kann dann enzymatisch mittels NADPH im G-SH rückverwandelt werden.

$$\underset{H_2N}{\overset{HOOC}{>}}CH-CH_2-CH_2-\underset{\underset{H}{|}}{\overset{\overset{O}{\|}}{C}}-N-\underset{}{\overset{CH_2SH}{\overset{|}{CH}}}-\underset{\overset{\|}{O}}{\overset{\overset{H}{|}}{C}}-N-CH_2-COOH$$

Vor allem im Rahmen der Untersuchungen zur **Neurosekretion** wurden in den letzten Jahren zahlreiche kleinmolekulare Peptiden mit biologischer Aktivität identifiziert. So ist das auf die Hypophyse wirkende Hypothalamushormon TRH (Thyreotropin-releasing Hormon) nur aus 3 Aminosäuren, das die Schmerzempfindung unterdrückende Enkephalin aus 5 Aminosäuren aufgebaut. Die Pilzgifte Amanitin und Phalloidin bestehen aus je 7 Aminosäuren, die im Hypothalamus gebildeten Hypophysenhinterlappen-Hormone Ocytocin und Adiuretin aus jeweils 9 Aminosäuren. Bei all diesen Strukturen ist auffallend, daß sie häufig am N-terminalen und/oder C-terminalen Ende **Modifikationen** der **endständigen Aminosäuren** aufweisen: Ringschluß einer N-terminalen Glutaminsäure zur Pyroglutaminsäure oder Umwandlung der C-terminalen Carboxylgruppe in -$CONH_2$. Wahrscheinlich wird durch derartige Veränderungen die biologische Halbwertzeit dieser Signalpeptide verlängert.

2.7 Was wissen Sie über den Aufbau der Proteine?

Eiweißkörper vollbringen solch phantastische Aufgaben wie z. B. die Muskelkontraktion (Myosin), die Infektabwehr (Antikörper), mechanische Funktionen (Kollagen), die Verdauung der verschiedenartigsten Nahrungsstoffe (Proteasen, Amylase, Lipase) oder die Blutzuckerkontrolle (Insulin, Glucagon). Die funktionell so verschiedenartigen Proteine erlangen ihre biologischen Aktivitäten durch die unterschiedliche Aneinanderreihung derselben 20 proteinogenen Aminosäuren. Die Reihenfolge der Aminosäuren nennt man die **Primärstruktur**. Sie läßt sich durch schrittweisen Abbau vom Ende der Polypeptidkette her ermitteln, wobei heute Automaten (protein sequencer) eingesetzt werden.

Polypeptidketten nehmen in wäßriger Lösung von einer bestimmten Länge an räumliche Strukturen an: häufig kommt es unter Ausbildung intramolekularer Wasserstoffbrücken zu einer spiralartigen α-Helix oder, durch Rückfaltungen, zur Ausbildung sog. Faltblattstrukturen (**Sekundärstruktur**).

Faserproteine (z. B. Kollagen, Myosin) haben häufig über lange Distanzen Helixstruktur; katalytisch aktive Proteine (Enzyme, Sauerstoffüberträger) haben dagegen häufig einen globulären Aufbau. Hier sind die Bauelemente α-Helix und Faltblatt häufig kombiniert mit zwischenliegenden ungeordneten „random coils"; zusammenfassend spricht man von Proteinkonformation oder **Tertiärstruktur**. Selten sind mehrere globuläre Einheiten zu einer Kooperativität zeigenden **Quartärstruktur** vereint (Beispiel Hämoglobin).

Quartärstrukturen von Proteinen lassen sich durch Zusatz von Detergentien in inaktive Untereinheiten zerlegen. Die Tertiär- und die Sekundärstruktur eines Proteins werden durch wasserstoffbrückenzerstörende Agentien (Harnstoff) zerstört; mit der Denaturierung, die auch durch Hitze oder extreme pH-Werte erreicht werden kann, geht die biologische Aktivität verloren. Da die Primärstruktur aber noch erhalten ist, kann man manchmal durch Entfernung des Denaturierungsmittel eine Renaturierung erreichen.

2.8 Diskutieren Sie einige typische Eigenschaften der Proteine.

Proteine sind Makromoleküle aus 100 bis 700 linear verknüpften Aminosäuren (**Molekulargewicht** zwischen 10 000 und 70 000, Extremwerte 5000 bzw. 1 Million). In wäßriger Umgebung bilden die Proteine keine wahren, sondern kolloidale Lösungen (Nachweis mit dem Tyndall-Phänomen), bei denen die Teilchen durch Ausbildung einer großen Hydratationshülle in Lösung gehalten werden. Die Bestimmung des Molekulargewichts von Proteinen erfolgt in der Ultrazentrifuge, durch Gelfiltration oder SDS-Elektrophorese.

Elektrisch geladene Gruppen auf der Proteinoberfläche ermöglichen sehr effektive **Trennverfahren**. Bei pH-Werten >8,5 liegen fast alle Proteine als Polyanion, bei pH <4,5 als Polykation vor. Diese Eigenschaft dient als Grundlage bei der Proteintrennung in der Elektrophorese oder durch reversible Bindungen an Anionen- oder Kationen-Austauscher. Am IP (isoelektrischer Punkt) erfolgt keine Wanderung mehr, da die Anzahl der positiven und negativen Ladungen gleich ist. Alle Proteine, Aminosäuren und Peptide haben an ihrem IP ein Löslichkeitsminimum (evtl. Ausfällung).

Durch vorsichtigen Wasserentzug aus dem Hydratationsmantel werden Proteine unlöslich, ohne ihre Tertiärstruktur und biologische Aktivität zu verlieren: Zugabe von Neutralsalzen (vorwiegend Ammoniumsulfat, das sich mit 790 g in 1 l Wasser löst) oder durch organische Lösungsmittel (z. B. Aceton, Ethanol). Man kann so individuelle Proteine eines Eiweißgemisches **ausfällen** und abtrennen (und am besten gleich wieder auflösen). Viele Enzyme und Serumproteine wurden in reiner Form dargestellt und werden heute industriell angeboten.

Eine irreversible Proteinausfällung unter Denaturierung erreicht man durch Hitze, durch extreme pH-Werte oder durch Zugabe typischer „Protein-Fällungsmittel", wie Trichloressigsäure, Perchlorsäure, Uranylacetat oder viele Schwermetallsalze.

2.9 Nennen Sie wichtige Analysemethoden zur Proteinchemie.

Alle Proteine bestehen aus langen Polypeptidketten und sind sich hinsichtlich der Grundbausteine ziemlich ähnlich. Nur selten findet man ein Eiweiß, in dem eine der 20 Aminosäuren völlig fehlt. Der **N-Gehalt** aller Proteine liegt nahe bei 16 %. Man bestimmt ihn, indem man das Protein mit konz. Schwefelsäure kocht (nasse Veraschung). Organische Substanzen zersetzen sich dabei zu CO_2, H_2O, H_2SO_4 und NH_3. Aus dem titrimetrisch (Kjedahl-Verfahren) oder kolorimetrisch bestimmten Ammoniak läßt sich der N-Gehalt der Probe berechnen. So lassen sich auch wasserunlösliche Proteine analysieren.

Für wasserlösliche Proteine gibt es weniger aufwendige Verfahren. Gibt man „**Biuret-Reagenz**" zu einem Protein, so erhält man eine dem Peptidgehalt proportionale Rotfärbung. Diese photometrische Methode arbeitet gut im mg-Bereich; für den µg-Bereich beschriebene Versionen dieser Methode sind störanfällig.

Auch von der **UV-Absorption** von Proteinlösungen (bedingt durch Tryptophan und Tyrosin) kann man Gebrauch machen. Vor allem reine Proteine, von denen oft nur µg-Mengen verfügbar sind, lassen sich so ohne Reagenzienzusatz bei der Wellenlänge von 280 nm messen.

Eiweißgemische lassen sich im elektrischen Feld auftrennen. Wenige µl Serum genügen, um bei 30 min Laufzeit eine Auftrennung in grobe Fraktionen (Albumin; α-, β- und γ-Globuline) zu erhalten. Aus der relativen Verteilung dieser Proteine kann der Arzt erkennen, ob eine normale Verteilung der Plasmaproteine vorliegt; viele Krankheiten ergeben typische pathologische **Pherogramme**. Zweidimensionale Elektrophoresen einer Serum-Probe in Polyacrylamidgel lassen über 100 verschiedene Proteine erkennen.

Erhitzt man Proteine mit 6 M HCl oder 2 M NaOH, so werden alle Peptidbindungen hydrolysiert; das erhaltene Aminosäure-Gemisch kann dann im **Aminosäureanalysator** aufgetrennt werden.

2.10 Was hat das Protein Ubiquitin mit der intrazellulären Proteolyse zu tun?

Ubiquitin ist ein kleines, in allen Eukaryonten vorkommendes Protein aus 76 Aminosäuren und von sehr konservativer Struktur (humanes Ubiquitin unterscheidet sich von dem der Hefe in nur 3 Aminosäuren). Abzubauende Proteine werden durch Ubiquitin-Anheftung markiert. Hierzu wird das Ubiquitin unter ATP-Verbrauch aktiviert: es bildet mit seinem C-terminalen Glycin einen enzymgebundenen Thioester, von dem aus das Ubiquitin auf eine Lysinseitenkette des abzubauenden Proteins übertragen wird. Manchmal werden zur Proteinmarkierung mehrere Ubiquitin-Moleküle kettenförmig aneinander gelagert; die Bedeutung dieses Phänomens ist noch unklar. Kurzlebige Proteine (z.B. die **Zykline** aus der Steuerung des Zellzyklus oder die FBPase aus der Glukoneogenese (s. 5.10)) sowie bei der Translation mißgebildete Proteine werden anch der Ubiquitinierung von **Proteasomen** (im Cytosol und im Zellkern vorhandene, zylinderförmige Multienzymkomplexe mit mehreren Proteinasen) aufgenommen, entfaltet und unter ATP-Verbrauch zu Aminosäuren abgebaut.

Der Abbau langlebiger Proteine erfolgt, ebenfalls ubiquitiniert, in den **Lysosomen** (s. 14.6), die etwa 10 näher charakterisierte Proteinasen, Kathepsine genannt, enthalten.

2.11 Wie werden die Proteine biologisch abgebaut?

Die Proteine aller Organe unterliegen im Rahmen der Körpererhaltung einem zuständigen Auf- und Abbau: manche Eiweiße, wie die Gerinnungsproteine, zeichnen sich durch extrem kurze biologische Halbwertszeiten (nur wenige Stunden) aus; andere Proteine, wie das Kollagen der Aortenwand, haben eine Halbwertszeit von fast einem Jahr.

Der **intrazelluläre** Eiweißabbau geschieht lysosomal (s. 2.10). Auch im **Verdauungstrakt** sind zahlreiche Proteinasen im Einsatz (s. 13.3 und 13.5). Früher unterschied man zwischen am Proteinende angreifenden Exoproteasen und in der Kettenmitte angreifenden Endoproteasen.

Kürzlich konnten zahlreiche Proteinasen auf ihren molekularen Wirkungsmechanismus hin untersucht werden. Heute unterscheidet man 4 **Proteinase-Klassen**: Serin-Proteinasen (Hemmstoff: DFP; Beispiel: Trypsin), Cystein-Proteinasen (Hemmstoff: Jodacetat; Beispiel: Papain), saure Proteinasen (Hemmstoff: Pepstatin; Beispiel: Pepsin) und Metallproteinasen (Hemmstoff: EDTA; Beispiel: Kollagenase).

Der Abbau der bei der Proteolyse entstandenen Aminosäuren beginnt in fast allen Fällen mit einer **Transaminierungs**reaktion, bei der die Aminogruppe auf Pyridoxalphosphat, die prosthetische Gruppe der Transaminasen, übertragen wird. Außerdem entstehen die entsprechenden α-Ketosäuren.

Alle beim Proteinabbau anfallenden Aminogruppen werden in der Fraktion des Glutamats und Aspartats gesammelt, von wo aus sie in die Harnstoffsynthese eingeschleust werden.

2.12 Beschreiben Sie den Harnstoff und seine Biosynthese.

Ein sich gesund ernährender Mensch nimmt mit der Nahrung pro Tag etwa 70 g Eiweiß auf, das im Verdauungstrakt in Aminosäuren zerlegt wird; diese dienen dann dem Bau- und Energiestoffwechsel. Auch 70 g Eiweiß werden täglich abgebaut: die Aminogruppen seiner Aminosäuren werden entfernt und in Harnstoff eingebaut, da NH_3 sehr toxisch ist. Harnstoff, H_2N-CO-NH_2, ist das Diamid der Kohlensäure HO-CO-OH. Harnstoff ist mit 1 g pro 1 ml extrem wasserlöslich und reagiert neutral. Aus **70 g Eiweiß** entstehen etwa **25 g Harnstoff**.

Die Harnstoff-Biosynthese läuft in der Leber über einen 1932 von Krebs postulierten **Stoffwechselcyclus**. Eine am Proteinaufbau nicht beteiligte Diaminosäure, **Ornithin**, wird durch Anlagerung von CO_2 und NH_3 zum Citrullin, das nochmals NH_2 bindet. Arginase spaltet aus dem letztlich entstandenen Arginin Isoharnstoff ab, der sich aber sofort zum Harnstoff umlagert.

Der 1932 formulierte Cyclus mußte etwas modifiziert werden: CO_2 und NH_3 müssen vor ihrer Anlagerung an Ornithin zu Carbamylphosphat vereint werden. Carbaminsäure, HO-CO-NH_2, ist das Monoamid der Kohlensäure. Die Carbamylphosphatsynthese ist sehr energieaufwendig: 2 ATP werden verbraucht; ein ungewöhnliches Coenzym, N-Acetyl-glutaminsäure, kommt zum Einsatz.

Citrullin addiert unter **ATP-Verbrauch** Aspartat; das ATP wird in AMP und Pyrophosphat gespalten, letzteres zu 2 anorganischen Phosphatresten hydrolysiert. So werden für die Synthese von einem Harnstoff 3 ATP, aber sogar 4 energiereiche Phosphatbindungen benötigt.

Das Kondensationsprodukt Argininosuccinat spaltet Fumarsäure ab, und nach der Harnstoffabspaltung aus Arginin wird Ornithin frei, das erneut in den Kreisprozeß eintritt. Die Bildung des Carbamylphosphats und des Citrullins verlaufen innerhalb der Mitochondrien, die anderen Reaktionen des Cyclus aber im Cytosol der Leberzellen.

2.13 Was sind glucogene und ketogene Aminosäuren?

Hier wird ein **historisch bedingtes** Kapitel des Aminosäure- bzw. Kohlenhydrat-Intermediärstoffwechsels aufgeschlagen. Schon im 19. Jahrhundert hatten Kliniker, die Diabetes mellitus-Patienten versorgten, festgestellt, daß hungernde oder völlig kohlenhydratfrei ernährte Diabetiker weiterhin grammweise Glucose mit dem Harn ausscheiden. Der Zucker muß also aus Nicht-Kohlenhydrat-Bestandteilen des Körpers bzw. der Nahrung gebildet werden. In Fütterungsversuchen mit diabetisch gemachten Hunden fand man, daß die Zuckerausscheidung der Harnstoffbildung parallel lief, Eiweiß bzw. einzelne Aminosäuren waren also offensichtlich die Glucose-Vorstufe. Aus Fütterungsversuchen mit individuellen Aminosäuren konnte man dann folgern, daß gewisse Aminosäuren glucoplastisch, andere aber ketoplastisch (d. h. Ketonkörper-bildend) wirken.

Heute, mit beträchtlich besseren Einblicken in den Intermediärstoffwechsel, kann man das genauer definieren. Alle Aminosäuren, deren Abbau Pyruvat oder einen Metaboliten des Citratcyclus (und damit Oxalessigsäure für die Gluconeogenese) liefern, werden als **glucogen** bezeichnet. Es sind das die folgenden 14 Aminosäuren: Ala, Arg, Asp, Asn, Cys, Glu, Gln, Gly, His, Met, Pro, Ser, Thr und Val. Acetessigsäure bildend, also **ketogen**, sind Leu und Lys. Die verbleibenden 4 Aminosäuren Ile, Phe, Tyr und Trp, liefern sowohl Bausteine für die Gluconeogenese als auch für die Ketogenese.

Etwas überraschend ist es, daß diese auf das 19. Jahrhundert zurückgehende empirische Aufteilung immer noch besteht, wo man doch weiß, daß der Abbau des Pyruvats Acetyl-CoA ergibt, aus dem dann die Ketonkörper gebildet werden können.

2.14 Wozu gibt es Aminosäure-Decarboxylasen?

Für die Verwertung der mit der Nahrung aufgenommenen Aminosäuren spielen die AS-Decarboxylasen mengenmäßig keine Rolle, aber es entstehen bei diesen Umsetzungen sehr bedeutungsvolle Produkte. Aus fast allen Aminosäuren können durch enzymatische Decarboxylierung **biogene Amine** gebildet werden, die als Transmitter oder Gewebehormone wirken oder zum Aufbau wichtiger Strukturen dienen. Die CO_2-abspaltenden AS-Decarboxylasen haben immer **Pyridoxal-5-phosphat** (s. 11.5) als prosthetische Gruppe. Dieses Coenzym bildet mit der Aminosäure eine Schiff-Base; die dadurch labilisierte Carboxylgruppe wird abgespalten.

Einige Beispiele für derartige Umsetzungen seien hier aufgeführt:

Aminosäure	Amin	Verwendung
Serin	Ethanolamin	Kephalin-Synthese
Glutaminsäure	GABA	Neurotransmitter
Asparaginsäure	β-Alanin	Coenzym A-Synthese
Cystein	Cysteamin	Coenzym A-Synthese
Histidin	Histamin	Gewebshormon
Ornithin	Putrescin → Spermin	DNA-Stabilisierung

3.1 Wieso kann man Enzyme als Biokatalysatoren bezeichnen?

Aus der anorganischen und organischen Chemie kennt man zahlreiche Reaktionen, die nur in der Gegenwart von Katalysatoren ablaufen, wie z. B. die Oxidation

$$SO_2 + \frac{1}{2} O_2 \longrightarrow SO_3$$

oder die Hydrierung

$$C_6H_6 + 3 H_2 \longrightarrow C_6H_{12}$$

Im ersten Fall nimmt man Vanadiumpentoxid, im zweiten Fall ein Edelmetall, Platin oder Palladium, als Katalysator. Die für den Reaktionsablauf notwendigen Katalysatoren liegen nach Ende der Reaktion in unverändertem Zustand vor.

Ähnliche Verhältnisse gibt es in der Biochemie, nur ist hier die Zahl der Biokatalysatoren sehr viel größer, da die zum Einsatz kommenden Katalysatoren eine hohe Substrat-und Wirkungsspezifität aufweisen. Für die biologische Oxidation der Glucose zu CO_2 und H_2O nach der Gleichung

$$C_6H_{12}O_6 + 6 O_2 \longrightarrow 6 CO_2 + 6 H_2O$$

sind etwa 30 verschiedene Katalysatoren, Enzyme – früher auch Fermente genannt – erforderlich. Jedes dieser Enzyme katalysiert jeweils nur einen Reaktionsschritt. Bei den Enzymen handelt es sich meist um großmolekulare **Proteine** mit all den Risiken dieser Substanzklasse: Temperaturempfindlichkeit, schlechte Haltbarkeit bei extremen pH-Werten, elektrische Ladung abhängig vom Umgebungs-pH, Ausfällbarkeit durch Wasserentzug. Diese Eigenschaften ermöglichen allerdings auch die Reindarstellung einzelner Enzyme.

Bis vor wenigen Jahren galt das Dogma „Alle Enzyme der belebten Natur sind Proteine". 1987 wurde erstmals ein Biokatalysator gefunden, der nach Behandlung mit einer enzymzerstörenden Proteinase seine katalytische Eigenschaft behielt. Dieser im Nucleotidstoffwechsel aktive Katalysator besteht selbst nur aus Nucleotiden und wurde von den Entdeckern „**Ribozym**" getauft. Die bisher aufgefundenen Ribozyme lassen sich an den Fingern einer Hand abzählen, wohingegen die Zahl der klassischen Polypeptid-Enzyme bei **etwa 2500** liegt.

3.2 Wie kann man die vielen Enzyme der Natur klassifizieren?

1961 bildete die IUPAC (International Union of Pure and Applied Chemistry) eine „Enzyme Commission", die zunächst einmal eine I.U. (**International Unit**) als die Enzymmenge definierte, durch die bei 25 °C unter optimalen Bedingungen 1 µmol Substrat pro Minute umgesetzt wird. Außerdem stellte diese Kommission fest, daß alle damals bekannten Enzyme, es waren etwa 800 an der Zahl, ihrem Wirkungstyp nach in **6 Klassen** eingeordnet werden konnten:

- Klasse 1: Oxidoreduktasen
- Klasse 2: Transferasen
- Klasse 3: Hydrolasen
- Klasse 4: Lyasen
- Klasse 5: Isomerasen
- Klasse 6: Ligasen

Unter Berücksichtigung von Substrat und benötigtem Coenzym sowie einer individuellen Seriennummer erhält jedes Enzym eine 4-zifferige E.C.-Nummer zugeteilt. Das bisherige „Zwischenferment" heißt jetzt

E.C. 1.1.1.49 D-Glucose-6-phosphat: NADP-Oxidoreduktase.

Die Zahl der eindeutig definierten Enzyme hat sich von 1962 bis 1991 etwa verdreifacht; auch alle neu hinzugekommenen Enzyme ließen sich in obigem Einteilungsschema gut unterbringen.

Neuere Bestrebungen einer weltweiten Vereinheitlichung von Meßgrößen haben dazu geführt, daß auch an Stelle der bewährten I.U. eine Ersatzlösung vorgeschlagen wurde. Die katalytische Kraft aller Enzyme soll demnach in der Einheit „**Katal**" gemessen werden. 1 kat ist diejenige Enzymmenge, die in 1 Sekunde 1 Mol Substrat umsetzt. Das System hat sich bisher nicht durchsetzen können.

3.3 Was vermittelt uns die Enzymkinetik?

Die Enzymkinetik beschreibt die zeitlichen Veränderungen der Substrat-und Produktkonzentrationen während des Ablaufs einer enzymkatalysierten Reaktion. Durch solche Beobachtungen wird es möglich, verschiedene Enzyme zu vergleichen und Rückschlüsse auf die Bedeutung einzelner Enzyme in Reaktionsketten zu ziehen.

Auch durch Enzyme werden nur thermodynamisch mögliche Reaktionen, die zu einem energieärmeren Gleichgewicht führen, katalysiert. Die für die Reaktionseinleitung nötige Aktivierungsenergie wird durch das Enzym erniedrigt.

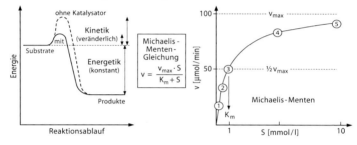

Michaelis und Menten fanden 1913, daß die Enzymaktivität von der Substratkonzentration abhängig ist und faßten das in obiger Gleichung zusammen. Grundlage für die Abhängigkeit ist ein aus E und S schnell gebildetes, aber auch schnell wieder zerfallender Enzym-Substrat-Komplex ES. Diejenige Substratkonzentration [S], bei der das Enzym mit halbe Maximalgeschwindigkeit V_{max} arbeitet, bezeichnet man als Michaelis-Konstante K_m; sie ist ein Maß für die Substrat-Affinität des Enzyms. Da diese Größe aus der **v/S-Hyperbel** nur schwierig zu ermitteln ist, sind viele **Linearisierungs**verfahren vorgeschlagen worden. Gängig ist die doppelt-reziproke Auftragung von 1/v gegen 1/S nach **Lineweaver und Burk**, die auch für die Bestimmung von Hemmtypen eine große Rolle spielt.

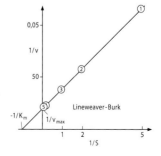

3.4 Wo spielen Enzymhemmungen in der Medizin eine Rolle?

Die Hemmung von Enzymaktivitäten kann durch körpereigene oder körperfremde Hemmstoffe (Inhibitoren) erfolgen. Sie spielt eine wichtige Rolle in der Pathobiochemie und ist Grundlage für die Wirkung vieler **Arzneimittel** und Gifte.

Einige Inhibitoren reagieren kovalent mit dem Enzym und führen zur irreversiblen Hemmung (Beispiel: Organophosphate und Acetylcholinesterase). Andere Hemmstoffe binden sich reversibel an das aktive Zentrum des Enzyms, häufig in Konkurrenz (Kompetition) mit dem Substrat (Beispiel: Cumarin gegen Vitamin K bei der Biosynthese von Gerinnungsproteinen in der Leber).

Der Hemmtyp läßt sich durch Messung der Substratabhängigkeit des Enzyms bei verschiedenen Inhibitorkonzentrationen ermitteln. Bei der **kompetitiven Hemmung** (links) bleibt V_{max} gleich, der K_m wird erhöht; durch Erhöhung von [S] ist der Inhibitoreinfluß aufhebbar. Bei der **nicht-kompetitiven** Hemmung (rechts) wird die Reaktionsgeschwindigkeit um einen konstanten Anteil erniedrigt, der K_m bleibt aber gleich.

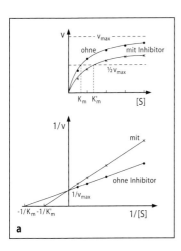
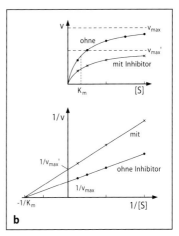

3.5 Was ist ein interconvertierbares Enzym?

Interconvertierbare Enzyme werden durch chemische Modifizierung des Enzymproteins „an-" oder „abgeschaltet". Erstmals bei der Untersuchung des Glykogenabbaus stieß man auf solche schlagartig auftretende Wechsel der Enzymaktivität: Ein Extrakt aus einem Ruhemuskel enthielt kaum meßbare Phosphorylaseaktivität; nach einer elektrischen Reizung der Muskel von nur wenigen Sekunden fand man im Extrakt die Phosphorylase mit ganz enormer Aktivität. Eine Enzymneubildung in dieser kurzen Zeit erschien unmöglich, und bei genauer Untersuchung fand man dann, daß das aktive Enzym (zukünftig a-Form genannt) pro Enzymuntereinheit (Mol. Gew. 92500) einen veresterten Phosphorsäurerest trägt, der vorher, in der inaktiven b-Form nicht vorhanden war. Die Phosphorylierung erfolgt durch eine Kinase mit ATP; später bewirkt eine Phosphatase die Phosphatabspaltung von den Serin-Seitenketten: die Phosphorylase ist dann wieder in der inaktiven b-Form. Über 20 Enzyme sind mittlerweile bekannt, die nach diesem Mechanismus reguliert werden, wobei es häufig auch so ist, daß das Phospho-Enzym inaktiv ist und das Desphospho-Enzym die aktive a-Form darstellt (s. Tabelle).

Hormone sind oft eingeschaltet, um die Proteinkinase (Adrenalin, Glucagon) oder die Phosphatase (Insulin) zu aktivieren. Eine andere Art der chemischen Modifikation eines Enzyms ist bisher nur bei Bakterien gefunden worden: die Glutaminsynthetase von E. coli wird durch Adenylierung (AMP-Bindung an Tyrosinreste) inaktiviert.

Enzym	Phosphoryliert	Dephosphoryliert
Glykogenphosphorylase	aktiv	inaktiv
Phosphorylasekinase	aktiv	inaktiv
Hormonabhängige Lipase	aktiv	inaktiv
Glykogensynthase	inaktiv	aktiv
Acetyl-CoA-Carboxylase	inaktiv	aktiv
Fettsäuresynthase	inaktiv	aktiv
Pyruvatdehydrogenase	inaktiv	aktiv

3.6 Was ist ein allosterisch kontrolliertes Enzym?

Allosterische Enzyme besitzen außer dem katalytischen Zentrum zusätzlich ein regulatorisches Zentrum, an dem positive oder negative Effektoren angreifen. Es sind die sogenannten **Schlüsselenzyme** von Stoffwechselwegen, an denen diese Art von Kontrolle angreift. Ein klassisches Beispiel ist die Aspartat-Transcarbamylase, das erste Enzym im Rahmen der Pyrimidinnucleotid-Biosynthese. Dieses Enzym, das Carbamylphosphat mit Asparaginsäure kondensiert, wird durch sehr niedrige Konzentrationen von CTP, dem Endglied eines sehr langen Syntheseweges, gehemmt. Allosterisch heißt dieser Mechanismus, weil der negative Effektor eine ganz andere Struktur hat als die Substrate der Transcarbamylase, oder weil der Effektor an einer vom katalytischen Zentrum entfernten Stelle angreift. Man kann das regulatorische Zentrum dieses Enzyms zerstören; die Katalyse läuft dann noch mit maximaler Aktivität, läßt sich aber durch CTP nicht mehr hemmen.

Ein anderes Beispiel für ein allosterisch kontrolliertes Schlüsselenzym ist die Fruktose-1,6-bisphosphatase (FBPase) bei der Gluconeogenese: ATP aktiviert dieses Enzym; ist ATP aber nicht reichlich vorhanden, so hemmen ADP oder AMP über die FBPase die Gluconeogenese, Pyruvat wird dann als Acetyl-CoA in den Citronensäurecyclus gelenkt und sorgt für eine Auffüllung der ATP-Vorräte.

Allosterisch kontrollierte Enzyme bestehen meist aus mehreren **Proteinuntereinheiten** und lassen im v/S-Diagramm nach Michaelis und Menten einen **sigmoiden Kurvenverlauf** erkennen.

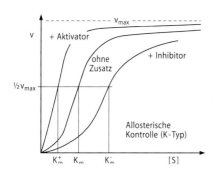

3.7 Was versteht man unter Leitenzymen – wo spielen sie eine Rolle?

Zahlreiche enzymatisch katalysierte Stoffwechselreaktionen sind auf bestimmte Zellkompartimente beschränkt; so kommt eine DNA-Synthese praktisch nur im Zellkern vor. Citratcyclus und Atmungskette sind auf die Mitochondrien, die Fettsäurebiosynthese dagegen auf das Cytosol beschränkt.

Stellt man aus einem frisch entnommenen Gewebe ein Homogenat her, so lassen sich die Subzellulärstrukturen durch fraktionierende Zentrifugation, häufig im Dichtegradienten vorgenommen, voneinander trennen. Schon bei sehr niedrigen Drehzahlen sedimentieren die Zellkerne, bald gefolgt von den Mitochondrien.

Bestimmt man in der Zellkernpräparation die DNA-Replikase, so findet man eine erwartungsgemäß sehr hohe Aktivität und im Idealfall keine Aktivität der mitochondrialen Cytochromoxidase. Letztere ist ein Leitenzym der Mitochondrien, bei dessen Auftreten man in einer Kernpräparation die prozentuale Verunreinigung mit Mitochondrien berechnen kann.

Nachfolgende Tabelle zeigt zur **Reinheitsprüfung von Subzellulär-Fraktionen** als Leitenzym geeignete Enzymaktivitäten.

Subzellulärstruktur	Leitenzym
• Zellkern	NAD-Pyrophosphorylase
• Mitochondrien	Cytochromoxidase; Glutamatdehydrogenase
• Lysosomen	Saure Phosphatase; β-Glucuronidase
• Zellmembran	5'-Nucleotidase
• Cytoplasma	Glykolyse-Enzyme

3.8 Welche Rolle spielen Enzyme in der klinischen Diagnostik?

Im menschlichen Körper sind viele der sehr zahlreichen Stoffwechselaufgaben auf einzelne Organe beschränkt; die für ihren Ablauf wichtigen Enzyme werden nur in den Geweben gebildet, in deren Bereich sie gebraucht werden. Einige Beispiele mögen diese Aussage erläutern: die für eine Hydrolyse der Stärke-Moleküle der Nahrung erforderliche α-Amylase findet sich nur im Mundspeichel und im Pankreassaft; die Phosphokreatin bildende Kreatin-Kinase findet sich fast nur im Muskelgewebe. Viele andere Enzyme, z. B. die Glucose-verwertenden Glykolyse-Enzyme, finden sich dagegen in praktisch allen Geweben des Körpers.

Das Wissen um **organspezifisches Vorkommen** mancher Enzyme erlaubt es dem Arzt, mit Hilfe des Klinischen Chemikers Organschäden zu erkennen und sogar quantitativ zu beurteilen. So ist das leicht zugängige Blutplasma normalerweise praktisch frei von den Aktivitäten der α-Amylase, der in Leber und Muskeln hochaktiven Laktatdehydrogenase und der Transaminasen, die sich in Leber und Herz in großer Menge finden.

Findet sich im Blut α-Amylaseaktivität, so deutet das auf einen für Pancreatitis typischen Gewebezerfall hin. Erhöhte LDH-Werte sprechen für einen Zerfall von Muskelgewebe: durch Isoenzym-Bestimmungen (s. 3.9) kann man sogar entscheiden, ob ein Skelettmuskel- oder Herzmuskelzerfall Ursache der scheinbaren Enzymvermehrung ist (in normaler Menge gebildete LDH ist nur im Blut, dem für sie falschen Organ, aufgetaucht). Ähnlich ist es mit den Transaminasen: ein hohes GPT : GOT-Verhältnis spricht für einen Leber-, ein niederes GPT : GOT-Verhältnis für einen Muskelzerfall.

Noch verläßlicher werden solche Aussagen, wenn man statt einzelner Enzymaktivitäten sogenannte **Enzymprofile** bestimmt, d. h. eine für das jeweilige Organ typische Kombination von 2 oder 3 Enzymen.

Schließlich sind industriell hergestellte Enzyme höchster Reinheit und Aktivität im klinischen Labor im Einsatz, um dort Metabolite wie Glucose, Cholesterin u. v. a. spezifisch und sehr empfindlich zu bestimmen.

3.9 Was sind Isoenzyme?

Isoenzyme sind in einem Organismus gleichzeitig nebeneinander vorkommende unterschiedliche Enzymproteine, die dieselbe Reaktion katalysieren und in der Regel dieselbe E.C.-Nr. tragen (s. 3.2); ihre spezifische Bestimmung ist **differentialdiagnostisch** bedeutsam.

Zwei Beispiele mögen das hier erläutern: die **Laktatdehydrogenase**, LDH, kommt praktisch in allen Organen vor. Die LDH ist ein aus zwei genetisch verschiedenen **Untereinheiten** aufgebautes Tetramer. Im Skelettmuskel und in der Leber besteht die „LDH 5" aus 4 Subunits Typ Muskel, also M_4. Der Herzmuskel hingegen enthält LDH 1 (H_4) und LDH 2 (H_3M). In anderen Organen gibt es auch noch die LDH 3 (H_2M_2) bzw. LDH 4 (HM_3).

Bei einem akuten Herzinfarkt steigt die Aktivität von LDH 1 und 2 stärker an als die Gesamt-LDH, was man in einem Enzymtest bestimmen kann, der mit Laktat und parallel mit seinem Homologen, der α-Hydroxybuttersäure (αOHB, die im Stoffwechsel sonst nicht vorkommt) durchgeführt wird. Die Herz-LDH setzt αOHB als Substrat um, nicht so die anderen Isoenzyme. Auch eine Serum-Elektrophorese kann zur Differentialdiagnose beitragen: je mehr M-Untereinheiten die LDH enthält, desto schneller ist die elektrophoretische Wanderung.

Auch die **Kreatin-Kinase** ist für die Diagnose von Herzmuskelerkrankungen wichtig: die CK ist ein dimeres Enzym, an dessen Aufbau die Untereinheiten M und B beteiligt sein können. Neben der CK-MM (Muskeltyp) gibt es eine CK-BB (Gehirntyp) und ein Hybrid, CK-MB. Letzteres Isoenzym ist weitgehend herzspezifisch. Sein Auftreten im Blutplasma, in dem sonst nur CK-MM nachweisbar sind, deutet auf Herzmuskelzerfall hin; Veränderungen sind hier schon nach 4 h meßbar. Bei dem enzymatischen CK-Test kommt ein gegen die M-Untereinheit gerichteter, die Muskel-CK hemmender Antikörper zum Einsatz. Ist nach dieser Behandlung noch CK-Aktivität meßbar, so spricht das für Herzmuskelzerfall.

Bei Erkrankungen der Skelettmuskulatur kommt es im Blut zum Anstieg von LDH 5, von CK-MM und im Harn zu starker Kreatin-und Kreatininausscheidung.

3.10 Was ist der Unterschied zwischen Coenzym und Enzym?

Manche Enzyme, z. B. die Hydrolasen, viele Isomerasen und Lyasen, können ihre katalytische Wirkung entfalten, wenn sie nur mit dem Substrat zusammengebracht werden. Die Mehrzahl der Enzyme benötigt allerdings die zusätzliche Anwesenheit kleinmolekularer Cofaktoren, auch Coenzym oder Cosubstrat genannt. Hierbei handelt es sich um niedermolekulare, also dialysierbare, thermostabile Stoffe von Nicht-Protein-Charakter. Coenzyme, wie z. B. ATP oder NAD, sind in der Nachbarschaft des Enzyms **frei beweglich**. Häufig reagieren sie unmittelbar nacheinander mit verschiedenen Enzymen: z. b. kann das ATP, das seinen endständigen Phosphorsäurerest mit Hilfe der Hexokinase übertragen hat, durch die Pyruvatkinase rephosphoryliert werden, oder NAD, durch die Glycerinaldehydphosphat-Dehydrogenase zu NADH reduziert, kann seinen Wasserstoff mittels Laktat-Dehydrogenase auf Pyruvat übertragen.

Manche Enzyme tragen ihre Cofaktoren kovalent fest gebunden; das gilt z. B. für die FMN-oder FAD-haltigen Flavoproteine oder die Pyridoxalphosphat-haltigen Transaminasen. Diese gebundenen Cofaktoren werden dann als **prosthetische Gruppen** bezeichnet. Viele Coenzyme werden im Organismus aus Vitaminen gebildet, sind also nur nach exogener Zufuhr ausreichend vorhanden. Andere Coenzyme, wie z. B. das ATP, können aber aus kleinen Bausteinen ganz aufgebaut werden.

Viele Spurenelemente entfalten ihre Wirkung im Organismus, indem sie als Cofaktoren für bestimmte Enzyme wirken. Einige Beispiele:

- Eisen und Kupfer: Cytochromoxidase
- Magnesium: viele Kinasen
- Zink: Alkoholdehydrogenase
- Mangan: Arginase
- Nickel: Urease
- Molybdän: Nitratreduktase
- Selen: Glutathionperoxidase

Das hier sind nur einige willkürlich ausgewählte Beispiele, es gibt z.B über 80 Zink-abhängige Enzyme.

4.1 Welches sind die Bauelemente der Nucleinsäuren?

Nucleinsäuren sind Biopolymere mit einem Molekulargewicht von 25 000 bis 1 000 000 000. Die Monomeren dieser Riesenmoleküle heißen Nucleotide und sind wiederum selbst aus einer Base, einer Pentose und einem Phosphorsäurerest zusammengesetzt.

Die beteiligten **Basen** sind substituierte Pyrimidine bzw. Purine. Pyrimidin ist ein einkerniger heterocyclischer Sechsring mit 2 Stickstoffatomen in den Positionen 1 und 3; als Substituenten treten Phenolgruppen sowie eine Aminogruppe oder eine Methylgruppe auf. Damit die glykosidische Anbindung eines C-Zuckers an N-3 möglich wird, müssen wir die Enolform (hier Laktim genannt) der eben beschriebenen Formeln in die Ketoform (Laktamform) umwandeln.

U(racil) und **C**(ytosin) sind die Pyrimidinbasen der RNA, C und T(hymin) die entsprechenden Basen der DNA. Ein Purin hat 2 Ringe mit je 2 Stickstoffatomen; die Purinbasen der Nucleinsäuren tragen in der 2- und/oder 6-Stellung Substituenten. **A**(denin) und **G**(uanin) kommen sowohl in der DNA als auch in der RNA vor; die Anbindung der Zucker erfolgt N-glykosidisch in der 9-Position. Die DNA enthält die 2-Desoxy-D-ribose als Zucker, die RNA die D-Ribose.

Die Verbindung von Base und Zucker nennt man ein **Nucleosid.** Uridin, Cytidin, Adenosin und Guanosin sind die ribosehaltigen, Thymidin, Desoxycytidin, Desoxyadenosin und Desoxyguanosin die desoxyribosehaltigen Nucleoside.

Alle **Nucleotide** enthalten einen (in der Regel an der 5'-Position der Pentose) esterartig gebundenen Phosphorsäurerest; wir sprechen dann von Uridylsäure (auch Uridinmonophosphat, UMP), Cytidylsäure (Cytidinmonophosphat, CMP), Adenylsäure (Adenosinmonophosphat, AMP) und Guanylsäure (Guanosinmonophosphat, GMP). DNA-Nucleotide bekommen die Vorsilbe Desoxy-, z. B. Desoxyadenosinmonophosphat, dAMP. Außer diesen Nucleosidmonophosphaten gibt es Nucleosiddi- und -triphosphate, bei denen an die Ester-Phosphorsäure noch weitere Phosphorsäuren in Form energiereicher Säureanhydrid-Bindungen gebunden sind. Die Triphosphate sind die Bausteine für alle Nucleinsäuresynthesen und dienen oft als Coenzym.

4.2 Werden Nucleinsäurebasen vom Menschen synthetisiert?

Die **de-novo-Synthese** der Pyrimidin- und Purinbasen ist dem Körper möglich. Bei der Nucleinsäurebiosynthese werden aber im Katabolismus frei gewordene Pyrimidine und Purine in großem Ausmaß wiederverwendet; man nennt das „**Salvage pathway**". Von den im Abbau freigesetzten Purinen werden 90 % in Nucleotide umgewandelt und erneut verwendet.

Synthese der **Pyrimidinbasen:** Carbamylphosphat und Asparaginsäure kondensieren, unter Freisetzung des Phosphats, zur heterocyclischen Dihydroorotsäure, aus der durch Dehydrierung das Pyrimidinderivat Orotsäure entsteht. Unter Verwendung von 5-Phosphoribosyl-1-pyrophosphat (PRPP) wird Ribose-5-phosphat N-glykosidisch an die Orotsäure angehängt. Das entstandene Nucleotid, die Orotidinsäure, kommt in den Nucleinsäuren selbst nicht vor, durch Decarboxylierung entsteht daraus aber der RNA-Bestandteil UMP. Cytosin entsteht als CTP durch Einführung einer Aminogruppe in das UTP. Etwas komplizierter ist die Biosynthese des Thymins: hier wird dUMP, Desoxyuridinmonophosphat, gebraucht, das in Tetrahydrofolat-abhängiger Reaktion zu dTMP methyliert wird.

Synthese der **Purinbasen:** Hier wird anders verfahren; die Biosynthese beginnt mit dem Zuckerbaustein PRPP, an den zuerst $-NH_2$ und, in der Folgereaktion, die Aminosäure Glycin angelagert wird, die mit ihren beiden Kohlenstoffatomen und ihrem Stickstoff Bestandteil des Purinringsystems wird. Der weitere Aufbau geschieht in kleinen Schritten, wobei 2 Tetrahydrofolat-abhängige Reaktionen vorkommen.

Das als erstes Purinnucleotid entstehende Molekül ist das Inosinmonophosphat, IMP, auch wieder ein Nucleotid, das zum Nucleinsäureaufbau nicht gebraucht wird. In 2 kurzen Reaktionswegen entstehen aber aus IMP die beiden Nucleinsäurevorstufen AMP bzw. GMP, – wobei die Aminogruppe des AMP von einer Asparaginsäure, die des GMP aber vom Glutamin stammt.

4.3 Woher stammen die zum Nucleinsäureaufbau benötigten Pentosen?

Die beiden in den Nucleinsäuren vorkommenden Pentosen, die Ribose und die 2-Desoxy-ribose, haben zur Zweiteilung aller Nucleinsäuren geführt. Man unterscheidet die vorwiegend für die Proteinbiosynthese verantwortliche Ribonucleinsäure, **RNA**, von der das genetische Material repräsentierenden Desoxyribonucleinsäure, **DNA**. Jede einzelne Körperzelle enthält im Rahmen der dort vorhandenen Nucleinsäuren einen beträchtlichen Bestand an Ribose und Desoxyribose.

Woher stammen diese Pentosen? Pentosehaltige Nahrungsmittel gibt es kaum. Außer der vorwiegend in Form von Stärke aufgenommenen Glucose spielen als Nahrungskohlenhydrat nur noch die Fruktose (aus Saccharose) und die Galaktose (aus Laktose) eine Rolle. Die beiden Pentosen müssen also im Körper gebildet werden. Das geschieht, ausgehend von Glucose, im sogenannten **Pentosephosphatcyclus**. Hier wird Glucose-6-phosphat in zwei Dehydrierungsschritten in Ribulose-5-phosphat umgewandelt. Aus dieser Ketose entsteht mittels einer Isomerase **Ribose-5-phosphat**, der Zuckerbaustein der RNA.

Dexoyribose kommt, wie auch ihr 5-Phosphorsäureester, in freier Form nicht vor. Ribonucleosiddiphosphate, und zwar ADP, GDP, CDP und UDP, werden enzymatisch reduziert zu dADP, dGDP, dCDP und dUDP. Die ersten drei werden zum entsprechenden Triphosphat phosphoryliert und stellen dann die für die DNA-Synthese benötigten Bausteine dar. Das dUDP wird zum dUMP gespalten, dieses zum dTMP methyliert und schließlich zum dTTP phosphoryliert.

Die **Ribonucleosiddiphosphat-Reduktase** benutzt bei der Entfernung der am C-2 der Ribose stehenden HO-Gruppe ein Flavoprotein, **Thioredoxin** genannt, das über ein stark reduzierendes Dithiol wirkt. Bei der Reduktion des Zuckers bildet sich am Thioredoxin ein intramolekulares Disulfid, das mittels NADPH wieder zum Dithiol reduziert wird.

4.4 Wie verläuft der biologische Abbau der Nucleinsäuren?

Nucleinsäuren unterliegen, wie alle Körperbestandteile, einem ständigen Auf- und Abbau. Bei der DNA, unserem Erbgut, ist dieser Umsatz extrem langsam. Die RNAs haben dagegen recht kurze Halbwertszeiten, und zwar gilt $t_{1/2}$mRNA < tRNA < rRNA.

Durch **DNase** bzw. **RNase** werden die Biopolymeren hydrolytisch bis zu den Nucleotiden abgebaut, von denen dann saure oder alkalische Phosphatasen die Phosphorsäure und Nucleosidasen die Pentose abspalten. Wenn auch, wie unter 4.2 ausgeführt, der „Salvage pathway" beim Menschen zu einer beträchtlichen Wiederverwertung der so freigesetzten Basen führt, so gibt es doch einen ständigen Basenverschleiß. Außerdem müssen mit der Nahrung zugeführte Nucleinsäurebasen abgebaut und ausgeschieden werden.

Die **Pyrimidin**-Ringe werden hydriert und hydrolytisch aufgespalten; das nach der Abspaltung von N-1 als Ammoniak und C-2 als CO_2 verbleibende β-Alanin (aus Uracil und Cytosin) bzw. die β-Aminobuttersäure (aus Thymin) werden weiter abgebaut und ausgeschieden.

Der Abbau der **Purine** liefert bei Mensch und Primaten Harnsäure, andere Säuger bauen sie bis zum Allantoin ab. Adenin und Guanin werden desaminiert, das entstehende Hypoxanthin bzw. Xanthin wird mittels Xanthinoxidase (ein FAD enthaltenes und H_2O_2 bildendes Enzym) zum 2, 6, 8-Trihydroxypurin, meist Harnsäure genannt, abgebaut.

Harnsäure ist eine wasserunlösliche Substanz; das Mononatriumurat ist in der Wärme, das Dinatriumurat auch in der Kälte löslich. So kann es evtl. zur Bildung von Harnsäuresteinen im Bereich der Harnwege kommen. Die **Gicht** ist eine Störung des Purinstoffwechsels: der Harnsäure-Pool des Körpers ist von normal 1 g bis 25 g erhöht, was zur Erhöhung der Harnsäure im Blut (Norm 5 mg/dL) und zu Harnsäureablagerungen in den Ohrläppchen und den Gelenken (sehr schmerzhaft) führt. Therapie: purinarme Diät, alkalischer Harn (Pflanzenkost!), Allopurinol (kompetitiver Hemmstoff der Xanthinoxidase).

4.5 Was wissen Sie über die Desoxyribonucleinsäuren?

DNA ist in allen kernhaltigen Zellen, in deren Mitochondrien, in Mikroorganismen und vielen Viren vorhanden und stellt den Träger der genetischen Information dar. Sie ist, wie alle Nucleinsäuren, ein linear aufgebautes Polynucleotid, das beträchtliche Längen erreichen kann. Die Verknüpfung der einzelnen Nucleotide geschieht jeweils durch Wasserabspaltung, und zwar zwischen der am C-5' gebundenen Phosphorsäure und der C-3'-OH-Gruppe des nächsten Nucleotids.

Wie sich in der nebenstehenden Darstellung eines Trinucleotids erkennen läßt, weist ein solcher Nucleinsäurestrang eine Polarität auf: das links gezeichnete Ende mit dem freien 5'-Phosphatrest heißt „5'-Ende", am rechten Ende sieht man eine freie HO-Gruppe, das ist das „3'-Ende" dieser „Nucleinsäure".

Basen-Analysen an DNAs verschiedenster Herkunft (Chargaff 1951) zeigten, daß in der DNA aller Lebewesen ein hoher bzw. niedriger) Gehalt an A(denin) immer einhergeht mit einem hohen (bzw. niedrigen) T(hymin)gehalt; entsprechend gehen auch G(uanin) und C(ytosin) parallel. Diese Zusammenhänge brachten Watson und Crick 1953 dazu, für die DNA eine Doppelstrangmodell zu postulieren, wie es sich im Strickleitermodell gut darstellen läßt. Die beiden Stränge haben entgegengesetzte Polarität, und die zueinander komplementären Basen A und T sind durch 2, G und C sogar durch 3 Wasserstoffbrücken miteinander verbunden. Dadurch, daß die Leiter wie eine Wendeltreppe gewunden ist (10 Basen pro Drehung), verkleinert sich der Raumbedarf beträchtlich, durch das Aufeinanderstapeln der heterocyclischen Basen gewinnt der DNA-Doppelstrang sehr an Stabilität.

Strickleitermodell der DNA

```
5'- P—dR—P—dR—P—dR—P—dR—P—dR 3'-
       |     |     |     |     |
       T     C     A     A     G
       ‖     ‖     ‖     ‖     ‖
       A     G     T     T     C
       |     |     |     |     |
3'- dR—P—dR—P—dR—P—dR—P—dR—P 5'-
```

4.6 Nennen Sie strukturelle und funktionelle Unterschiede zwischen der DNA und der RNA.

Über die DNA könnte einfach verallgemeinernd gesagt werden: „Sie ist das die Erbinformation tragende Moleküle"; tatsächlich findet sich auch im gesamten Bereich der belebten Natur die DNA in Form der von Watson und Crick beschriebenen Doppelhelix, mit Ausnahme von einigen Viren, in denen auch einsträngige DNA oder sogar RNA diese Funktion übernehmen.

Eine entsprechende Beschreibung der RNA-Struktur und -Funktion ist viel komplizierter. Auch bei der RNA sind die Nucleotide durch 3',5'-Phosphordiesterbindungen zu langkettigen Polymeren vereint. Funktionell steht die RNA zwischen der DNA und dem neu zu bildenden Protein. Mehrere RNA-Fraktionen sind zu unterscheiden.

Zunächst entsteht eine **mRNA** (Messenger- oder Boten-RNA) duch eine im Zellkern erfolgende Umschreibung, die Transcription. Die mRNA hat eine zur DNA korrespondierende Basensequenz, die bei Prokaryonten auch der Primärstruktur des zu bildenden Proteins entspricht. Bei Eukaryonten ist es komplizierter; hier sind zwischen die Aminosäuren codierenden Exons funktionell nichtssagende Introns eingeschoben, die durch einen **snRNA** (small nuclear RNA) erfordernden Reifungsprozeß entfernt werden müssen (s. 4.8). Das im Kern von Eukaryonten gebildete primäre Transkript nennt man **hnRNA** (heterogene nucleäre RNA). Die von Introns befreite mRNA geht ins Zytoplasma und macht dort Kontakt mit den „Proteinsynthese-Maschinen", den Ribosomen, die selbst aus rRNA (ribosomale RNA) und Protein aufgebaute Multienzymkomplexe darstellen (s. 14.4).

Für die Peptidsynthese selbst werden aktivierte Aminosäuren benötigt; deren Aktivierung erfolgt durch ATP-abhängige Anlagerung an spezifische **tRNAs** (Transfer-RNA). Für jede der 20 proteinogenen Aminosäuren gibt es mindestens eine spezifische tRNA, die bei generell gleichem Aufbau aus 75 bis 85 Nucleotiden (Kleeblattstruktur) sich am spezifischen Anticodon unterscheiden (s. 4.10).

4.7 Was versteht man unter der Replikation?

Die Replikation bewirkt die identische Vermehrung der DNA; dieser Prozeß ist vor jeder einzelnen Zellteilung nötig, damit die beiden Tochterzellen mit dem vollständigen DNA-Bestand ausgerüstet werden können. Die von Watson und Crick entdeckte Doppelhelixstruktur der DNA mit 4 komplementären Basenpaaren schafft für die „**semikonservative Replikation**" ideale Bedingungen. Die beiden Eltern-

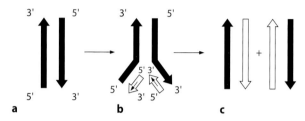

a b c

stränge der DNA (a) werden wie ein Reißverschluß voneinander getrennt (b); jeder Einzelstrang bildet nach den Gesetzen der Basenpaarung einen kompletten Komplementärstrang. Für die initiale Entwindung der engverdrillten DNA-Stränge gibt es **Topoisomerasen**; die entwundenen Stränge werden durch DNA-bindende „Zinkfinger-Proteine" separat gehalten. Die eigentliche Neubildung beginnt mit einer Überraschung: eine **RNA-Polymerase** bildet ein kleines Stück komplementärer RNA, das sich dann aber in DNA-Nucleotiden fortsetzt. Die DNA-Neubildung läuft über die **DNA-Polymerase III** immer nur in der 5' → 3'-Richtung. Am DNA-Strang mit dem freien 5'-Ende arbeitet sie in kleinen Teilstücken rückwärts. Die hier entstehenden Okazaki-Fragmente werden später, nachdem die RNA-Stücke durch **RNase** hydrolysiert und durch Desoxyribonucleotide ersetzt wurden, mittels **Ligase** verbunden.

Die Replikation läuft mit sehr höher Geschwindigkeit (mehrere 100 Nulceotide pro sec); **Hemmstoffe** der Replikation (N-Lost; Mitomycin) werden bei der Tumorbehandlung eingesetzt. Wegen der enormen Länge des Genoms beginnt die Replikation bei Eukaryonten gleichzeitig an mehreren Stellen auf dem DNA-Strang; elektronenmikroskopisch sieht man „Replikationsblasen".

4.8 Was passiert bei der Transcription?

Während bei der Replikation das gesamte Chromosom identisch kopiert wird, werden hier nur ein Gen oder eine Gruppe von Genen transkribiert, d. h. von der DNA in **mRNA** umgeschrieben. Diese Messenger-RNA trägt die Botschaft dann aus dem Zellkern ins Zytosol, wo an den Ribosomen durch Translation ein entsprechendes Polypeptid synthetisiert wird. Eine mRNA mit der Information für mehrere Proteine nennt man polycistronisch.

Alle **DNA-abhängigen RNA-Polymerasen** benötigen die 4 Nucleosidtriphosphate ATP, GTP, CTP und UTP, die am codogenen DNA-Strang nach dem Prinzip der Basenkomplementarität aneinander gereiht werden. Die Transcription läßt sich in 3 Abschnitt unterteilen; die Initiation, die Elongation und die Termination.

Bei den Eukaryonten gibt es 3 verschiedene RNA-Polymerasen, die spezifische Aufgaben wahrnehmen. Die Transcription der häufig Introns enthaltenen „Mosaik-Gene" zur **hnRNA** erfolgt durch die RNA-Polymerase II; bei der nachfolgenden „Reifung" werden die Introns, als Ausbuchtung durch **snRNA** zusammengehalten, entfernt, die Exon-Enden werden aneinander gespleißt. Abschließend kommt es zu einer Modifikation der beiden mRNA-Enden: am 5'-Ende wird ein N-7-methyliertes GTP, am 3'.Ende ein „Poly-AMP-Schwanz" angehängt. Die RNA-Polymerase I ist im Nucleolus lokalisiert und bewirkt die Synthese der ribosomalen 28 S-, 18 S- und 5,8 S-rRNA; die RNA-Polymerase III synthetisiert die tRNAs und die 5 S-rRNA.

Durch folgende **Hemmstoffe** läßt sich die Transcription hemmen: das Antibiotikum Actinomycin verhindert das zum Ablesen nötige Auffalten des DNA-Doppelstrangs; Rifampicin hemmt spezifisch die RNA-Polymerase der Prokaryonten, das Pilzgift Amanitin spezifisch die RNA-Polymerase II der Eukaryonten ($\rightarrow$ Tod nach Pilzvergiftung!).

4.9 Was versteht man unter dem genetischen Code?

Der genetische Code übersetzt die in Form von Nucleotiden in der DNA festgelegten Erbinformation in die Sprache der Aminosäuren und ermöglicht damit die Bildung artspezifischer Proteine. Als Bote ist eine Ribonucleinsäure, die mRNA, zwischengeschaltet. DNA wie RNA haben aber jeweils nur 4 Basen (A, G, C, T bzw. A, G, C, U) zur Verfügung, und mit diesen 4 Elementen soll eine Information für den Einbau von 20 verschiedenen Aminosäuren weitergegeben werden.

Daß ein solcher Zusammenhang zwischen mRNA und der Proteinbiosynthese wirklich besteht, konnte 1961 durch Matthaei und Nirenberg gezeigt werden; sie inkubierten eine synthetisch gewonnene RNA (Poly-UMP oder „UUUU...UUU") mit einem aus Leber- und Bakterieneleementen zusammengesetzten Proteinsynthesesystem und erhielten ein nur aus Phenylalanin aufgebautes Polypeptid. „U" allein konnte kaum das Signal sein für „Phe", selbst mit einer Zweierkombination wie „UU" hätte man nur Instruktionen für 16 (der 20 proteinogenen) Aminosäuren verfügbar. So vermutet man, daß ein **Triplett** „UUU" das Aminosäure-bestimmende Signal sei. Rein rechnerisch sind bei 4 Elementen 64 verschiedene Tripletts verfügbar. Wie man in nebenstehendem Schema sieht, konnte die Bedeutung aller denkbaren „Codons" aus A, G, C und U ermittelt werden. Möglich wurde das durch chemische Synthese vieler künstlicher Messenger-RNAs mit spezifischer Basenfolge.

erste Position (5'-Ende)	zweite Position				dritte Position (3'-Ende)
	U	C	A	G	
U	Phe	Ser	Tyr	Cys	U
	Phe	Ser	Tyr	Cys	C
	Leu	Ser	Stop	Stop	A
	Leu	Ser	Stop	Trp	G
C	Leu	Pro	His	Arg	U
	Leu	Pro	His	Arg	C
	Leu	Pro	Gln	Arg	A
	Leu	Pro	Gln	Arg	G
A	Ile	Thr	Asn	Ser	U
	Ile	Thr	Asn	Ser	C
	Ile	Thr	Lys	Arg	A
	Met	Thr	Lys	Arg	G
G	Val	Ala	Asp	Gly	U
	Val	Ala	Asp	Gly	C
	Val	Ala	Glu	Gly	A
	Val	Ala	Glu	Gly	G

Wie man sieht, sind die meisten Aminosäuren durch unterschiedliche Tripletts codiert. Man sagt: „Der genetische Code ist degeneriert." Ferner: „Der genetische Code ist universell", d. h. alle Lebewesen verwenden diese Instruktionen beim Aufbau ihrer Proteine.

4.10 Erläutern Sie den Vorgang der Translation.

Bei der Translation werden die von der DNA stammenden und in Form der mRNA an die Ribosomen übermittelten Instruktionen zum Bau spezifischer Proteine verwendet.

Die für den Proteinaufbau benötigten Aminosäuren müssen zuvor in eine aktivierte Form gebracht werden. Das geschieht ATP-abhängig (Zwischenprodukt: **Aminoacyladenylat**) durch spezifische Aminoacyl-tRNA-Synthasen. Für alle 20 proteinogenen Aminosäuren gibt es mindestens eine spezifische tRNA.

Diese **Transfer-RNAs** bestehen aus einem Einzelstrang von 75 bis 85 Nucleotiden, an dem sich aber durch Rückfaltungen die Möglichkeit von etwa 20 intramolekularen Basenpaarungen (U zu A und G zu C) ergibt, wodurch das Molekül eine „Kleeblatt-Struktur" annimmt. 3 oder 4 „Blätter" hat so ein Kleeblatt, und am obersten findet sich das aus 3 Basen bestehende Anticodon, das mit einem Triplett (= Codon) auf der mRNA über Basenpaarung Kontakt macht. Das 3'-Ende der tRNA enthält immer die Sequenz -C-C-A als ungepaarten Einzelstrang, und an der Ribose des endständigen AMP sitzt, esterartig gebunden, die aktivierte Aminosäure. Bei den tRNAs fällt auf, daß alle diese Moleküle einen hohen Anteil (ca. 20 %) der Basen in modifizierter Form (**seltene Basen**) enthalten: N-, O- und C-methylierte Pyrimidine und Purine, Dihydrouridin und Pseudouridin.

Bei der Translation läuft die mRNA mit ihrem Startercodon AUG zwischen der großen und der kleinen Untereinheit der **Ribosomen** hindurch, wonach Codon-abhängig die ersten beiden beladenen tRNAs andocken. Die erste, N-terminale AS des Proteins wird nun unter GTP-Verbrauch auf die zweite AS übertragen. Die erste, jetzt unbeladene tRNA verläßt das Ribosom, die zweite, jetzt Dipeptid tragende tRNA geht in Position 1 (= Peptidregion), die um ein Triplett vorgerutschte mRNA zeigt jetzt in der Position 2 des Ribosoms, der Aminosäureregion, das Codon für die dritte AS. Für jede neue Peptidbindung wird ein GTP verbraucht. Wenn sämtliche Aminosäuren eines Proteins vereint sind, erscheint auf der mRNA ein Stop-Codon, das zum Kettenabbruch führt.

Viele Antibiotika sind **Hemmstoffe** der Translation (s. 4.13).

4.11 Was versteht man unter posttranslationaler Modifkation?

Außer den in der gesamten belebten Natur vorkommenden 20 (bzw. 21; s. 2.1) Aminosäuren enthalten die Hydrolysate bestimmter tierischer Proteine reproduzierbar gewisse Aminosäuren, die bei Kenntnis des genetischen Codes (s. 4.9) eigentlich gar nicht in Proteinen vorkommen können. Beispiele dafür sind: verschiedene Blutgerinnungsproteine enthalten γ-Carboxyglutamat, Kollagen enthält Hydroxy-prolin und Hydroxy-lysin.

Diese konstant gefundenen, ungewöhnlichen Aminosäuren entstehen erst nach Abschluß des Translationsprozesses. Die Gerinnungsfaktoren werden in der Leber Vitamin K-abhängig carboxyliert (und ermöglichen so die wichtige Proteinwechselwirkung mit Ca^{2+}); Kollagen wird auf der Stufe des Protokollagens Vitamin C-abhängig hydroxyliert (das ermöglicht die nachfolgende Glykosylierung des Hydroxylysins; ein Ausbleiben führt zu den Erscheinungen des Skorbuts).

Posttranslationale Modifizierungen müssen zwar nicht zwangsläufig zum Auftreten ungewöhnlicher Aminosäuren führen. Auch aus den 20 (21) Standardaminosäuren aufgebaute Proteine machen evtl. markante Veränderungen durch. Hierzu gehören die Glykosidierungen von Asparagin-, Serin- oder Threonin-Seitenketten, die Bildung spezifischer Disulfidbrücken (z. B. im Proinsulin) oder die Spaltung spezifischer Peptidbindungen (z. B. Proinsulin → Insulin; Aktivierung der Verdauungsproteasen, s. 13.5).

4.12 Proteinsynthese und -verteilung

Die Biosynthese der Proteine, auch Translation genannt, erfolgt an den Ribosomen, die zum großen Teil frei im Cytoplasma liegen und sich an der bearbeiteten mRNA zu Polysomen zusammenlagern. Cytosolisch gebildete Proteine können im Cytosol verbleiben, – können aber auch zum Aufbau von Mitochondrien, Peroxisomen und Zellkern dienen, wobei dann N-terminale, C-terminale oder ketteninterne **Signalpeptide** den Weg zum Zielort weisen.

Andere Proteine, die an den Ribosomen des rauhen endoplasmatischen Retikulums gebildet werden, sind für den Export aus der sie bildenden Zelle oder für die Ausstattung von Lysosomen und als Zellwand-Membranproteine vorgesehen. Diese Proteine haben eine N-terminale hydrophobe Signalsequenz und werden schon während der noch laufenden Translation über ein wandständiges Erkennungsprotein in das Lumen des rauhen ER überführt. Hier wird durch eine spezifische Peptidase das Signalpeptid abgespalten und in manchen Fällen dabei ein nachfolgendes Signalpeptid freigegeben. Das neugebildete Protein wird in den Golgiapparat weitergeleitet; hier erfolgt eine Glykosylierung oder, wenn es sich um ein Membranprotein handelt, die Anbringung eines „lipophilen Ankers". Aus der Wand des Golgiapparates können sich umhüllende Vesikelstrukturen abscheiden, wodurch dann z. B. die Speicherung eines Hormons möglich wird.

Schon gefaltete Proteine, die durch eine Membran durchtreten sollen, müssen zuvor entfaltet werden, was durch spezielle Proteine, sog. **Chaperone,** erreicht wird.

4.13 Was weiß man über den Wirkungsmechanismus der Antibiotika?

Als Antibiotika bezeichnet man von Mikroorganismen produzierte Substanzen, die das Bakteriumwachstum hemmen. Als erster Stoff dieser großen Klasse wurde 1928 das **Penicillin** gefunden, das die Bildung **Bakterienwand**-spezifischer Peptide hemmt. Da es den Stoffwechsel der Eukaryonten überhaupt nicht tangiert, wäre es eigentlich das ideale Mittel zur Infektionsbekämpfung. Als nachteilig gilt heute, daß viele Menschen Penicillin-allergisch sind und daß viele Bakterien resistent geworden sind: sie zerstören das Penicillin.

Später entdeckte Antibiotika greifen in die **Molekularbiologie** ein: manche hemmen die Replikation (Actinomycin) oder die Transcription (Rifamycin). Sehr interessant sind Hemmstoffe der Translation, denn hier gibt es Stoffe, die bei richtiger Dosierung nur die 70 S-Ribosomen der Prokaryonten, nicht aber die 80 S-Ribosomen (s. 14.4) des Wirts hemmen. Wie nachfolgende Tabelle zeigt, gibt es auch Substanzen, die nur das Eukaryonten-System oder beide stören.

Antibiotikum	Translationshemmung bei Prokaryonten	Eukaryonten	Wirkungsmechanismus
Streptomycin	+	∅	Ablesefehler am Codon
Tetracyclin	+	∅	hemmt tRNA-Bindung
Erythromycin	+	∅	hemmt Translokase (Ribosom)
Chloramphenicol	+	∅	hemmt Peptidyltransferase
Cycloheximid	∅	+	hemmt Peptidyltranferase
Puromycin	+	+	Kettenabbruch

4.14 Wie beurteilen Sie das Auftreten einer Mutation?

Mutationen sind durch exogene Noxen (Chemikalien, Strahlen) hervorgerufene Veränderungen an der DNA mit nachfolgende fehlgebildeten Proteinen. Besonders schlecht ist es, wenn Keimzellen von einer Mutation betroffen werden, denn dann sind alle Nachkommen dieses Organismus verändert. Früher hat man einmal die Mutation als den „Motor der Evolution" bezeichnet, heute sieht man darin eher die Gefahr einer nachfolgenden **Krebserkrankung.**

Eine im DNA-Strang aufgetretene Veränderung der Basensequenz äußert sich bereits in einer falsch strukturierten mRNA, an der je nach Störfall ein oder viele Tripletts verändert sind. Ein kleiner Mustersatz, für eine mRNA stehend, mag das erläutern:

AUG-DIE-RNA-WAR-MIT-DER-DNA-VER-BUN-DEN-UAG
(Startdocon) (Stopcodon)

Kommt es jetzt zu einer punktuellen Veränderung, z. B. ein Austausch von N gegen O (geschieht durch Nitrit), so folgt daraus als mRNA:

AUG-DIE-RNA-WAR-MIT-DER-DNA-VER-BUO-DEN-UAG

die vorletzte Aminosäure im zu bildenden Protein ist verändert; man nennt das **Punktmutation,** Beispiel Sichelzellanämie: HbA → HbS. Das veränderte Protein ist häufig noch funktionsfähig, wenn auch mit verminderter Effizienz. Kommt es bei der Transcription zum Ausfall einer einzigen Base (Deletion), so hat das fatale Folgen:

AUG-DIE-RNW-ARM-ITD-ERD-NAV-ERB- - -

Das bedeutet, ebenso wie die Einschiebung einer zusätzlichen Base (Insertion), ein **Nonsense-Protein,** häufig mit Todesfolge. Weltweit werden deshalb z. Zt. möglichst viele Chemikalien unserer Umwelt mit einem bakteriellen Test-System (**Ames-Test**) auf Mutagenität geprüft; verdächtige Substanzen werden nach Möglichkeit von Menschen ferngehalten.

4.15 Was wissen Sie vom DNA-Reparatur-System?

Korrekte Proteine können nur gebildet werden, wenn dem Ribosom eine richtige mRNA als Bauanweisung vorgegeben wurde. Bei einer durch Mutation veränderten DNA-Matrize oder bei einem Übertragungsfehler bei der Transcription wird ein ungewöhnliches Protein mit einer umschriebenen Fehlstelle oder sogar ein Nonsense-Protein gebildet werden (s. 4.14). Bis auf die 3 Stop-Codons wird je nach dem genetischen Code jedes denkbare Triplett aus den Elementen A, G, C und U mit einer Aminosäure bedient.

Um das Risiko eines falschen Proteins möglichst klein zu halten, wird die **DNA-Struktur ständig überprüft.** Relativ häufig auftretende DNA-Veränderungen sind die durch UV-Strahlen bedingte Dimerisierung zweier benachbarter Thyminreste sowie die chemisch begründete Desaminierung von C zu U. Solche Veränderungen machen eine Basenpaarung mit dem komplementären DNA-Strang unmöglich, Folge ist eine Deformierung der DNA-Doppelhelix, die aber von dem DNA-Reparatur-System meist schnell erkannt und behoben wird. Auch für diesen Vorgang ist die Existenz einer in sich komplementären Doppelstrang-DNA von großem Vorteil.

Im Fall eines Thymindimeren wird die **Fehlstelle** mit einigen Nachbarnucleotiden einfach durch eine **Endonuclease** herausgeschnitten und mittels **DNA-Polymerase** und **Ligase** der korrekte Zustand wieder hergestellt.

Bei einer durch **Desaminierung** entstandenen Fehlstelle (C wird zu U; A wird zu Hypoxanthin) wird die falsche Base durch Lösung ihrer N-glykosidischen Bindung entfernt; die vollständige Reparatur erfolgt durch eine Insertase, die die fehlende Base an den Zucker anhängt.

Man vermutet, daß die Leistungen des DNA-Reparatur-Systems mit zunehmendem **Alter des Individuum** nachlassen, was vielleicht erklärt, daß Krebserkrankungen meist erst im höheren Alter auftreten.

4.16 Was wissen Sie über die Reverse Transcriptase?

Kurz nachdem Watson und Crick 1953 die Doppelhelix-Struktur der DNA aufgeklärt und beschrieben hatten, erklärte Crick die Folge

$$\text{DNA} \xrightarrow{\text{Transcription}} \text{RNA} \xrightarrow{\text{Translation}} \text{Protein}$$

zum „Zentralen Dogma der Molekularbiologie"; ein unidirektionaler Informationsfluß überträgt die Botschaft der DNA auf die RNA (mRNA) und diese bewirkt dann an den Ribosomen die Biosynthese einer spezifischen Polypeptidsequenz.

Von Virologen wurden in den sechziger Jahren verschiedentlich Viren entdeckt, in denen neben Proteinen nur RNA, aber keine DNA vorhanden war; tatsächlich erfüllt hier die RNA die Funktion des genetischen Materials. Häufig sind solche **RNA-Viren** (Retroviren) mit tierischen Tumoren assoziiert, weshalb ihre Erforschung besonders interessant war. Man fand, daß ein Teil der viralen RNA die Bildung einer RNA-abhängigen DNA-Polymerase bewirkt. Durch dieses Enzym wird die gesamte virale RNA nach der Infektion einer Wirtszelle in DNA umgeschrieben, der RNA-Strang des RNA/DNA-Hybrids wird hydrolysiert und durch DNA ersetzt. Die DNA-Doppelhelix wird in das Genom der Wirtszelle integriert, wo es bei der Replikation mit erfaßt wird. Onkogene Viren werden sogar eventuell auf die nächste Generation übertragen!

Für die Grundlagenforschung war die **Revertase** hochinteressant, weil sie gegen obiges Dogma verstieß. Inzwischen hat dieses neue Enzym aber auch große praktische Bedeutung bekommen: man kann jetzt nämlich aus isolierter oder synthetisierter mRNA in „unbegrenzter" Menge **cDNA** (komplementäre DNA) herstellen, die dann bei genetischen Manipulationen zum Einsatz kommt (s. 4.18).

4.17 Was sind die Restriktionsendonucleasen?

Restriktionsendonucleasen sind **bakterielle Enzyme,** die Fremd-DNAs erkennen und deren Doppelhelix durchschneiden; von ihrer Natur her sind das Abwehrmechanismen bestimmter Mikroorganismen. Man hat etwa 400 dieser Enzyme angereichert und deren Spezifität untersucht. Dabei wurde gefunden, daß die Spaltung meist an Palindrom-Stellen der DNA eintritt. **Palindrom** ist ein Begriff aus der Sprachwissenschaft und bezeichnet Worte, die vor- und rückwärts gelesen den gleichen Sinn ergeben, wie „Otto" oder „Reliefpfeiler". Auch im DNA-Doppelstrang ist so etwas möglich, wie z. B.

    5'::: – G – A – A – T – T – C – ::: 3'
    3'::: – C – T – T – A – A – G – ::: 5'

Dieses hypothetische Segment einer DNA-Sequenz würde von der aus E. coli isolierten Restriktionsendonuclease Eco R1 so gespalten:

    5'::: – G   A – A – T – T – C – ::: 3'
    3'::: – C – T – T – A – A   G – ::: 5'

Die beiden als Einzelstrangfragment herausstehenden Tetranucleotide bestehen aus zueinander völlig komplementären Basensequenzen und werden sich auch in wäßriger Lösung finden und aneinanderlegen. Man spricht von **„sticky ends"** oder „klebrigen Enden".

Dieses Phänomen wurde von großer Bedeutung für die heute mögliche industrielle Herstellung biologisch wichtiger Proteine durch **manipulierte Bakterien** (s. 4.18).

4.18 Spielen Plasmide im menschlichen Organismus eine Rolle?

Nein, – Plasmide sind bei **Bakterien** vorkommende, kleine und zum Ring geschlossene DNA-Doppelhelix-Strukturen (2000 bis 10 000 Nucleotide). Das Genom der Mikroorganismen besteht meist aus einem ringförmigen Chromosomen, das einer DNA-Doppelspirale nach Watson und Crick entspricht. Zusätzlich hierzu findet man bei manchen Bakterien kleine DNA-Ringe, eben die Plasmide. Häufig sind in ihnen die Resistenzfaktoren gegen bestimmte Antibiotika codiert. Solche Plasmide können zwischen zwei Bakterien ausgetauscht werdne, wodurch die sich schnell ausbreitenden Antibiotika-Resistenzen erklärbar sind.

Durch die Behandlung von Bakteriensuspensionen mit dem Antibiotikum Chloramphenicol kann man die Proteinsynthese im Bakterium blockieren, während die Plasmidneubildung weiterläuft. So kann man Baktrienzellen mit 200 Plasmidkopien erhalten. Aus lysierten Bakterienkulturen lassen sich die Plasmide dann mittels Dichtegradientenzentrifugation anreichern.

Werden solche **isolierten Plasmide** nun mit einer Restriktionsendonuclease behandelt, so wird ihr DNA-Ring spezifisch aufgeschnitten, wobei sich „sticky ends" bekannter Sequenz bilden (s. 4.17). Wenn man jetzt isolierte oder chemisch synthetisierte mRNA, z. B. für ein menschliches Hormon, mittels reverser Transcriptase (s. 4.16) und einer RNase in die entsprechende cDNA-Doppelhelix umsetzt und diese an beiden Enden mit denselben „sticky ends" versieht, so kann man die cDNA als **„Passagier"** in die **„Vektor"** genannte Plasmid-DNA integrieren und diese dann wieder in Bakterien überführen. Die so **manipulierten Bakterien** werden dann bei Einsetzen ihrer Proteinsynthese auch das humane Hormon produzieren und dieses in das umgebende Medium abgeben.

Mit dieser Technik ist es in den letzten Jahren möglich gewesen, wichtige **Human-Proteine** wie Insulin, Wachstumshormon, Blutgerinnungsfaktor VIII u. a. für die Therapie im industriellen Maßstab herzustellen.

4.19 Wo spielen Induktion und Repression eine Rolle?

Von vielen **Bakterien** werden bestimmte Enzyme nur bei Bedarf gebildet. Man nennt dieses Phänomen, das 1961 von Jacob und Monod beschrieben wurde, **Induktion**. Diese Regulation erfolgt auf der Ebene der Transcription, häufig als koordinierte Induktion, bei der funktionell zusammenhängende Gruppen von Enzymen (bei der Laktoseverwertung sind es 3, bei der Histidinbiosynthese 9 Enzyme!) gemeinsam an- oder abgeschaltet werden.

Den kooperierenden Teil des Chromosoms nennt man das **Operon**. Dazu gehört zunächst einmal ein **Regulatorgen**, das für die Bildung eines Repressorproteins verantwortlich ist. Der **Repressor** ist ein Protein mit doppelter Spezifität: zum **Operator** und zum Induktor. Das Operatorgen wirkt nach Bindung des Repressor hemmend auf sämtliche zum Operon gehörende Strukturgene. Wenn jetzt ein Galaktosid als **Induktor** auftaucht, so bindet dieser an den Repressor, der den Operator daraufhin freigibt: es werden jetzt von allen Strukturgenen die mRNAs für die Laktose-verwertenden Enzyme produziert, gefolgt von der Synthese aller benötigten Enzyme. Überträgt man solche induzierten Bakterien in ein Galaktosid-freies Medium, so blokkiert der Repressor sofort jede weiteres Enzymsynthese.

Diese überzeugend klare Bild der Stoffwechselsteuerung wird kompliziert durch das Phänomen der **Katabolit-Repression**: Laktose bewirkt nicht die Induktion der Enzymgruppe, falls gleichzeitig Glucose vorhanden ist, die den Energiebedarf der Bakterien decken kann ohne die Erfordernis einer zusätzlich Proteinsynthese.

Außerdem gilt dieses Phänomen der Kontrolle der Genexpression nur für Bakterien; bei **Eukaryonten** sind die Verhältnisse komplizierter (s. 4.20).

4.20 Wie wird die Genexpression bei Eukaryonten reguliert?

Auch bei Hefen, Tieren und dem Menschen kennt man das Phänomen der Enzyminduktion. Das für Bakterien so überzeugend demonstrierte Modell (Jacob und Monod 1961) ist für Eukaryonten noch komplizierter; außerdem gibt es bei ihnen eine Regulation über die Translation.

Bei Eukaryonten findet man auf der DNA, ca. 20 Basenpaare vor dem Startpunkt der RNA-Synthese, eine A,T-reiche Region; diese „**TATA-Box**" bildet zusammen mit 8 bis 12 Nachbarschaftsbasen den **Promotor**, eine Erkennungsregion für die RNA-Polymerase. Die TATA-Box reicht für die Promotoraktivität aber häufig nicht aus: zusätzliche Elemente liegen zwischen −40 und −110. Viele Promotoren enthalten eine CAAT-Box und eine GC-Box. Ebenfalls „stromaufwärts" und innerhalb der Intron-Bereiche, findet man sogenannte **Enhancer** und **Silencer**: das sind **hormonbindende** DNA-Abschnitte, über die die Promotor-gesteuerte Transcriptionsrate gesteigert (Enhancer) beziehungsweise verringert (Silencer) werden kann.

Auch auf der Ebene der Translation wird die Proteinsynthese gesteuert. Ein gut untersuchtes Beispiel ist die Hämoglobinsynthese; ein Fehlen von freiem Häm führt zur Inaktivierung eines Initiationsfaktors für die Translation. Außerdem kann ein Abbau der an und für sich langlebigen mRNA induziert werden.

4.21 Was versteht man unter Onkogenen und Protoonkogenen?

Viren sind submikroskopische Partikel, die eukaryontische Organismen und auch Prokaryonten befallen können, was meist zu einer Erkrankung (Infektion oder bösartiges Wachstum) führt.

Das Virus selbst ist ohne Enzym, trägt aber, in DNA oder RNA gespeichert, in sich die Information zur Bildung spezifischer Proteine. Viele RNA-Viren bewirken mit ihrer reversen Transkriptase (s. 4.16) die Bildung eines komplementären DNA-Stücks, das in das Genom der Wirtszelle integriert wird (Retroviren). Manche der so befallenen Organismen erkranken an unkontrolliertem, bösartigen Wachstum, das dafür verantwortliche Gen nannte man Onkogen. Erst vor wenigen Jahren fand man, daß die gleichen Gene, allerdings inaktiv (Protoonkogene) und durch Introns unterbrochen, Normalbestandteile tierischer Zellen sind. Die viralen v-Onkogene sind nach der heutigen Anschauung aus den zellulären c-Onkogenen entstanden.

Die Umwandlung der nicht-aktivierten Protoonkogene in aktive c-Onkogene bewirkt den Übergang von der Normalzelle in eine Tumorzelle. Diese Veränderung kann erfolgen durch (1) eine Chemikalien- oder Strahlen-abhängige Punktmutation, (2) durch eine Genumlagerung oder (3) durch eine Virusinfektion (wenn dabei ein Onkogen-Promoter in die Wirtszelle gerät). Folglich werden als Genprodukte Onkoproteine gebildet, mit Wirkung als (a) Proteinkinasen, (b) Wachstumsfaktor, (c) Wachstumsfaktor-Rezeptor, (d) G-Protein, (e) An- oder (f) Abschalter am Gen. In jedem Fall greifen diese Proteine dysregulierend in den Zellzustand ein. Beispiele: durch das ras-Onkogen wird ein GTP-bindendes Protein gebildet, dem die GTPase-Aktivität fehlt; dieses G-Protein zeigt also eine nicht abschaltbare Daueraktivität. Über das erb B-Gen entsteht ein Membranprotein, ähnlich dem EGF-Rezeptor (EGF = epithelial growth factor); in diesem entarteten Rezeptor ist eine cytosolisch gelegene Tyrosinkinase daueraktiv, ohne daß EGF als Ligand gebunden wäre.

Man kennt auch Anti-Onkogene, die als Tumorsuppressor-Gene zur Zeit therapeutische Interesse finden.

5.1 Was verstehen Sie unter Kohlenhydraten?

Die Bezeichnung Kohlenhydrat ist historisch bedingt: als man im 19. Jahrhundert Elementaranalysen organischer Verbindungen durchführen konnte, stieß man häufiger auf Zucker, die C und H_2O im Verhältnis 1 : 1 enthielten, z. B. $C_6(H_2O)_6$ und C_6 und $C_5(H_2O)_5$. Es fanden sich dann aber auch Verbindungen mit der Zusammensetzung $C_n(H_2O)_n$, die nichts mit Zuckern gemeinsam haben, wie $C_2(H_2O)_2$ = Essigsäure oder $C_3(H_2O)_3$ = Milchsäure. Eine neue und bessere Definition für die Zucker (= Kohlenhydrate) lautet: **Oxidationsprodukte mehrwertiger Alkohole.**

Alle einfachen Zucker („Monosaccharide") tragen entweder eine Aldehydgruppe („**Aldosen**") oder eine Ketogruppe („**Ketosen**"). Nach der **Zahl der C-Atome** unterscheidet man Triosen (C_3), Tetrosen (C_4), Pentosen (C_5), Hexosen (C_6) usw., wobei die C_4- und C_7- bis C_9-Zucker nur selten vorkommen.

Mit Ausnahme der Ketotriose Dihydroxyaceton haben alle Zucker mindestens ein **chirales Zentrum**; alle Zucker gehören damit entweder zur D- oder L-Reihe. (Fast) alle natürlichen Monosaccharide sind **D-Zucker.**

Vor allem die Zucker mit 5 oder 6 C-Atomen bilden **ringförmige innere Halbacetale** (Furanose, Pyranose); das dann an Stelle der Carbonylgruppe stehende glykosidische –OH kann unter Wasserabspaltung mit einer HO-Gruppe eines anderen Zuckers reagieren. Dadurch entstehen Disaccharide, Trisaccharide und schließlich Polysaccharide.

5.2 Welche Isomerie-Formen sind bei Zuckern zu berücksichtigen?

Spiegelbild-Isomere existieren immer, wenn die betreffende Verbindung ein chirales Zentrum (oder mehrere) hat. Ein spiegelbildisomeres Substanzpaar wie D- und L-Glycerinaldehyd (Formeln I und II) nennt man **Enantiomere**. Bei der D-Glucose (III) und der (nicht natürlich vorkommenden) L-Glucose (IV) sind die Substituenten an allen chiralen Zentren umgetauscht! Wenn nur eine einzige HO-Gruppe eines Zuckers umspringt (z. B. D-Glucose (V) und D-Galaktose (VI), so nennt man das Stoffpaar **Diastereomere**. Diastereomere dürfen zueinander nicht spiegelbildisomer sein, somit sind (I) und (II) Enantiomere, aber nicht Diastereomere (Kurzformeln nach Reichstein).

Zucker mit 5 oder 6 C-Atomen bilden innere Halbacetale, die sich gut nach Haworth darstellen lassen. Gleich konfigurierte Zucker, die sich nur durch ihr glykosidisches Hydroxyl unterscheiden, nennt man **Anomere** (VII und VIII). Zucker mit einem heterocyclischen Sechsring werden Pyranose, Zucker mit Fünfring Furanose genannt. Pyranosen bilden, wie Cyclohexan, Wannen- und Sessel**konformation** aus; bei den Zuckern ist letztere bevorzugt (IX).

Kohlenhydrate

5.3 Berichten Sie über Reduktionsproben und Zuckersäuren.

Aus der organischen Chemie kennt man die Oxidationsempfindlichkeit vieler Aldehyde: schon beim Stehen an der Luft entstehen oft die entsprechenden Carbonsäuren. So ist es nicht verwunderlich, daß auch Aldosen unter Zuhilfenahme leichter Oxidationsmittel in die entsprechenden -on-Säuren überführt werden. Aus Glucose entsteht die **Gluconsäure**, aus Ribose die Ribonsäure, beide mit einer COOH-Gruppe am C-1.

Als Oxidationsmittel sind bei den zum Zuckernachweis üblichen Reduktionsproben (bei denen der Zucker oxidiert wird!) meist Übergangsmetalle im Einsatz, z. B. Cu, Fe oder Bi. Bei den üblichen **Kupferreduktionsproben** arbeitet man mit alkalischen Cu-Lösungen; $CuSO_4$, mit NaOH versetzt, ergibt einen blauen Niederschlag von $Cu(OH)_2$, der zweckmäßigerweise in einen löslichen Komplex verwandelt wird: mit Seignettesalz (Fehling) oder Citrat (Benedict). Die tiefblauen Cu-Komplexe sind kochstabil. Beim Erhitzen mit einem Zucker ändern sie ihre Farbe von blau (Cu^{2+}) in gelb oder rot (Cu^+); gleichzeitig wird die Aldose zur Säure oxidiert.

Alle Monosaccharide und die Disaccharide vom Maltosetyp (s. 5.5) sind so nachweisbar. Die eigentlich nicht dehydrierbaren Ketosen werden durch das im Reagenz enthaltene Alkali partiell in oxidierbare Aldosen umgelagert (Isomerisierung).

Auch im Stoffwechsel kommt es zu derartigen Dehydrierungen: im Pentosephosphatcyclus wird Glucose zur Gluconsäure, in der Glykolyse Glycerinaldehyd zur Glycerinsäure.

Biologisch von großer Bedeutung sind auch die am primären Alkohol zur Säure oxidierten Zucker, die uron-Säuren. Glucose ergibt durch eine zweistufige Dehydrierung am C-6 die **Glucuronsäure**, die im Rahmen der Biotransformation (Entgiftung) in der Leber in größerer Menge verbraucht wird: Hormone werden so inaktiviert, Bilirubin wird in das wasserlösliche Bilirubin-diglucuronid umgewandelt.

5.4 Was versteht man unter Desoxyzuckern und Aminozuckern?

Die meisten Zucker unserer Umwelt haben eine chemische Zusammensetzung entsprechend der Formel $(C_n(H_2O)_n$, was zur Bezeichnung als Kohlenhydrat geführt hat. Es gibt aber auch biologisch sehr wichtige Zucker, deren Zusammensetzungen von obiger Formel abweichen.

Zunächst einmal sind da die Desoxyzucker, bei denen eine oder mehrere HO-Gruppen fehlen und durch –H ersetzt sind. Am bekanntesten ist die in allen Zellen vorkommende **2-Desoxy-D-ribose**, die den Kohlenhydratanteil der Erbsubstanz DNA repräsentiert. Gebildet wird die Desoxyribose aus Ribose im Nucleotidverband (s. 4.3).

Auch unter den Hexosen gibt es solche Desoxyzucker: z. b. die in den Blutgruppensubstanzen vorkommende L-Fucose, eine **6-Desoxyhexose**. In Pflanzen mit herzaktiven Glykosiden, wie z. B. dem roten Fingerhut, finden sich mehrere **2,6-Didesoxyhexosen**; Beispiel: Digitoxose. Manche Bakterien, z. B. die Salmonellen, tragen auf ihrer äußeren Zellwand Glykoside mit verschiedenen **3,6-Didesoxyhexosen**, die bei der immunologischen Klassifizierung eine Rolle spielen.

Bei wiederum anderen Zuckern ist die fehlende HO-Gruppe durch $-NH_2$ ersetzt; man spricht dann von Aminozuckern. Am bekanntesten sind die im Bindegewebe (Glykosaminoglykane) weit verbreiteten Zucker **Glukosamin** und **Galaktosamin**, die ihre meist acetylierte Aminogruppe beide am C-2 tragen. Die Biosynthese beider Aminozucker beginnt nämlich mit Fruktose-6-P; Glutamin steuert die Aminogruppe bei.

5.5 Nennen Sie medizinisch wichtige Disaccharide.

Ein Disaccharid entsteht, wenn sich 2 Monosaccharide unter Wasseraustritt miteinander vereinen. Bei dieser Wasserabspaltung ist immer mindestens ein glykosidisches –OH (was der reaktionsfreudigen Keto- oder Aldehydgruppe entspricht) beteiligt, das dann mit einem alkoholischen oder glykosidischen –OH des zweiten Zuckers reagiert.

Während bei den Ringformen der Monosaccharide, z. B. der Glucopyranose, die beiden Anomeren, die α- und die β-Form, im Gleichgewicht stehen, ist bei den Disacchariden durch die Glykosidbildung eine Festlegung erfolgt auf das α- oder das β-Glykosid. Beide Formen lassen sich durch Säure hydrolysieren; beide Bindungen sind resistent gegen die Einwirkung von Alkali. Bei der enzymatischen Hydrolyse gibt es aber einen grundlegenden Unterschied: α-Glucoside können nur durch α-Glucosidasen, β-Glucoside nur durch β-Glucosidasen gespalten werden.

Aus der sehr großen Zahl möglicher Disaccharide (allein durch Vereinigung von 2 Glucosen können 10 verschiedene Disaccharide entstehen!) macht die Natur nur von wenigen Möglichkeiten Gebrauch. Für die Mediziner wichtig sind:

Maltose, auch Malzzucker oder α-Glucosido-1,4-glucose genannt, entsteht bei der Verdauung aus den Polysacchariden der Nahrung. Die über ihr 4-OH gebundene Glucose hat noch ihre freie glykosidische Gruppe (dem Aldehyd entsprechend) und ergibt deshalb eine positive Reduktionsprobe. Das tun alle Disaccharide vom **Maltose-Typ!**

Laktose, auch Milchzucker oder β-Galaktosido-1,4-glucose genannt, und in der Milch zu 3,5 % enthalten, erfordert für ihre Verwertung eine β-Galaktosidase im Darm (s. 5.15). Reduktionsprobe positiv.

Saccharose, auch Rohrzucker oder Rübenzucker genannt, ist α-Glucosido-1,2-β-fruktosid und „der Zucker" unserer Küche. Reduktionsproben negativ, weil beide glykosidischen –OH in Verknüpfung **(Trehalose-Typ)**.

5.6 Was sind Homoglykane?

Homoglykane sind aus jeweils nur einer Art Monosaccharid aufgebaute Biopolymere. Es gibt lange, unerzweigte Zuckerketten, von denen 2 biologisch wichtig sind: die aus Glucose in α-1,4-glykosidischer Bindung aufgebaute Amylose und die Cellulose mit β-1,4-verknüpften Glucoseeinheiten. Amylose ist ein Bestandteil pflanzlicher **Stärke** und zeigt als Besonderheit die Ausbildung einer Spiralstruktur in wäßriger Lösung. Die Spirale mit 6 Glucosen pro Umlauf kann Jodmoleküle zu einer Einschlußverbindung mit intensiv blauer Farbe einlagern, – die Jod-Stärke-Reaktion der Chemiker. Die Glucoseketten der **Cellulose** sind gerade gestreckt und bilden Mizellen. Reine Cellulose erscheint in Fasern, wie wir sie von Watte oder Filterpapier kennen. Holz der Bäume besteht zum großen Teil aus Cellulose. Die β-1,4-glucosidische Bindung ist durch menschlichen Enzyme nicht spaltbar, daher ist Cellulose für uns nicht als Nahrung verwertbar. Wiederkäuer benutzen Darmbakterien zur Aufspaltung der Cellulose. Neben Amylose enthält die Stärke aller Pflanzen ein verzweigtes Glucosepolymer, bei dem an Glucoseeinheiten der α-1,4-Kette durch α-1,6-Bindung Seitenketten angeschlossen sind, die in sich aber wieder α-1,4-verknüpft sind. Diesem pflanzlichen Amylopektin entspricht strukturell das tierische **Glykogen**, das sich in vielen Organen findet: in der Leber macht es bis zu 10 % des Feuchtgewichts (150 g Glucose), in der Muskulatur bis 1 % des Feuchtgewichts (maximal 250 g pro 25 kg Muskelmasse) aus.

Ein weiteres Glucosepolymer ist für den Mediziner von Interesse: das **Dextran**, bei dem Glucosereste α-1,4-, α-1,6- und α-1,3-glucosidisch verknüpft sind. Dextran wird von Mikroorganismen in der Mundhöhle gebildet und als Zahnbelag an die Zahnhälse angeklebt. Wenn es nicht regelmäßig durch Bürsten entfernt wird, kann durch Milchsäure-bildende Bakterien Karies entstehen. Dextran wird heute auch industriell hergestellt und als Blutersatzstoff in der Unfallversorgung, als Sephadex in der Gelfiltration und neuerdings in der AIDS-Behandlung eingesetzt.

Inulin ist ein aus etwa 30 Fruktoseeinheiten aufgebautes Glykan, das in den Knollen von Dahlien gebildet und von Medizinern zur Clearancebestimmung (Nieren-Funktionstest) eingesetzt wird.

5.7 Gibt es medizinisch wichtige Heteroglykane?

Heteroglykane gehören zur Gruppe der Polysaccharide; meist sind zwei verschiedene, in der Sequenz **alternierende Monosaccharide** am Aufbau beteiligt; man kann ihre Struktur mit AB(AB)$_n$ beschreiben und feststellen, daß A meist ein Aminozucker und B eine Uronsäure ist. Da B jeweils eine Carboxylgruppe trägt und sowohl A als auch B häufig Schwefelsäure- oder Acetylreste tragen, haben die Makromoleküle sauren Charakter und wurden früher als Gruppe der „**sauren Mucopolysaccharide**" bezeichnet. Andere, heute übliche Bezeichnungen sind Glykosaminoglykan oder Proteoglykan, wobei letzterer Name darauf hin deutet, daß oft lange Polysaccharidketten (n = 100–1000) wie die Stacheln eines Igels an einem zentralen kleinen Protein hängen – dort angebunden über Serin- oder Asparagin-Seitenketten,.

Hier nun einige der Einzelsubstanzen: **Chondroitinsulfat** macht einen Großteil der extrazellulären Knorpelgrundsubstanz aus und bewirkt durch seine große Wasserbindungskapazität die Elastizität des Knorpels; Bausteine sind sulfatiertes N-Acetyl-galaktosamin und Glucuronsäure. Ersetzt man in dieser Struktur die Glucuronsäure durch Iduronsäurereste, so bringt uns das zum **Dermatansulfat**, das außer im Bindegewebe in der Haut und in den Herzklappen vorkommt. Heparansulfat enthält O- und N-sulfatiertes Glucosamin und Glucuronsäure; es wird vor allem in der Lunge und von den Mastzellen gebildet. **Heparin** wirkt als Hemmstoff der Blutgerinnung und wird in der Hämatologie als dünner Überzug auf Glaspipetten eingesetzt, um frisch entnommenes Blut an der Gerinnung zu hindern.

Ein nicht in Proteinbindung vorliegendes Heteroglykan ist die **Hyaluronsäure**, die außer in tierischen Organen auch in Streptokokken gefunden wurde. N-Acetyl-glucosamin und Glucuronsäure bilden hier die kondensierende Disyccharideinheit. Hyaluronsäure kommt in der Synovialflüssigkeit („Gelenkschmiere"), in der Nabelschnur, als Grundsubstanz des Glaskörpers im Auge und im Bindegewebe vor.

5.8 Beschreiben Sie die Reaktionsabläufe der Glykolyse von der Glucose bis zu den Triosephosphaten.

In der anaeroben Glykolyse wird Glucose in Milchsäure umgewandelt:

$C_6H_{12}O_6 \rightarrow$ 2 CH_3-CHOH-COOH

Die in der Bilanz so einfach aussehende Spaltung der Glucose besteht aus einer Folge von 11 Einzelreaktionen, die auch in der Gegenwart von Sauerstoff ablaufen. Allerdings wird dann der letzte, die Milchsäure liefernde Schritt weggelassen und Pyruvat ist das Endprodukt der aeroben Glykolyse.

Fast alle Zwischenprodukte der Glykolyse sind phosphoryliert. Ein Teil der bei der Glucosespaltung frei werdenden Energie wird zur Bildung von ATP verwendet.

Durch Hexokinase (in der Leber: Glucokinase) wird in ATP-/Mg^{++}-abhängiger Reaktion Glucose zu Glucose-6-phosphat phosphoryliert. Unter Belassung der veresterten Phosphorsäure wird die Glucose, eine Aldose, umgelagert in die entsprechende Ketose; es entsteht Fruktose-6-P. Dieses F6P wird, wieder ATP-Mg-abhängig, zusätzlich in der 1-Position phosphoryliert, katalysiert von der Phosphofruktokinase. Diese PFK ist das wichtigste **„Schlüsselenzym"** (s. 3.5) der Glykolyse; durch allosterische Kontrolle kann die Glykolyse hier „an"- und „abgestellt" werden. Katalysiert durch die Aldolase kommt es nun zu einer Spaltung der C_6-Kette: die oberen 3 C-Atome ergeben Dihydroxyaceton-P, die unteren drei Glycerinaldehyd-3-P. Beide Triosephosphate stehen über eine Isomerase im Gleichgewicht.

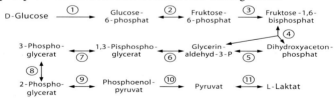

Glykolyse-Enzyme

① Hexokinase
② Hexosephosphat-Isomerase
③ Phosphofructokinase
④ Fructosebisphosphat-Aldolase
⑤ Triosephosphat-Isomerase
⑥ Glycerinaldehydphosphat-Dehydrogenase
⑦ Phosphoglycerat-Kinase
⑧ Phosphoglycerat-Mutase
⑨ Enolase
⑩ Pyruvatkinase
⑪ Lactat-Dehydrogenase

5.9 Beschreiben Sie die Glykolysereaktionen vom Triosephosphat bis zur Milchsäure.

Die C_6-Kette der Glucose, durch zwei Phosphorylierungsschritte und Isomerisierung zum Fruktose-1,6-bisphosphat geworden, wird durch die Aldoalse in der Mitte gespalten. Die beiden Spaltstücke, Dihydroxyacetonphosphat und Glycerinaldehydphosphat stehen über die Triosephosphatisomerase im enzymatischen Gleichgewicht.

Der weitere Abbau geht ausnahmslos über Glycerinaldehyd-P und so könnten alle nachfolgend gezeigten Metaboliten die Bezeichnung „x 2" tragen. Unter Wasserstoffübertragung auf NAD wird die Aldehydgruppe zur Säure oxidiert. Das Enzym GADPH (Glycerinaldehyddehydrogenase) bewirkt die erwartete Dehydrierung, setzt dann aber nicht die Phosphoglycerinsäure frei, sondern es folgt eine phosphorytische Aufspaltung des Enzym-Produkt-Komplexes. Freigesetzt wird 1,3-Bisphosphoglycerat; das in 1-Stellung gebundene Phosphat liegt als energiereiches Säureanhydrid vor, das durch die Phoshphoglyceratkinase unter ATP-Gewinnung auf ADP übertragen wird. Das verbleibende 3-Phosphoglycerat wird durch eine Mutase in 2-Phosphoglycerat umgelagert, aus dem die Enolase Wasser abspaltet. Reaktiosprodukt ist die phosphorylierte Enolform der Brenztraubensäure, wieder ein Träger energiereichen Phosphats. Aus dem Phosphoenolpyruvat, PEP, wird der Phosphatrest durch die Pyruvatkinase auf ADP übertragen. So entstehen also Pyruvat und ATP. Die Brenztraubensäure kann nach Bildung von Acetyl-CoA (s. 7.1) im Citratcyclus oxidiert oder aber, wenn Sauerstoffmangel herrscht, zur NAD-Regenerierung dienen und dabei zu L-Milchsäure werden.

Die **ATP-Bilanz** der Glykolyse: durch Hexokinase und Phosphofruktokinase werden 2 ATP verbraucht, später aber durch die Phosphoglyceratkinase und die Pyruvatkinase 2 × 2 ATP gewonnen, so daß in der Bilanz pro gespaltener Glucose 2 ATP gewonnen werden. Das ist keine hohe Ausbeute; manche Gewebe, wie die Erythrozyten, können aber so unter entsprechend hohem Glucoseverbrauch ihren Energieverbrauch decken. Die von ihnen freigesetzte Milchsäure wird von der Leber zur Gluconeogenese verwendet.

5.10 Was versteht man unter Gluconeogenese?

Aus klinischen Beobachtungen weiß man, daß der menschliche Organismus D-Glucose bilden kann. Selbst bei völlig kohlenhydratfreier Ernährung fand man im 24 h-Harn von Diabetikern über 100 g Glucose, gebildet aus Aminosäuren oder Glycerin. Bei der Umwandlung von C_3-Verbindungen in Traubenzucker ist die erste Reaktionsgleichung ungewöhnlich: Pyruvat nimmt in einer ATP- und Biotin-abhängigen Reaktion Kohlendioxid auf! Unter Mitwirkung einer Carboxylase entsteht Oxalacetat. Eine ATP-abhängige Phosphorylierung der Brenztraubensäure zu Phosphoenolpyruvat ist aus energetischen Gründen nicht möglich: die Enolphosphat-Bindung des PEP ist energiereicher als die Säureanhydridbindung des ATP. Möglich wird die PEP-Bildung aber durch die Decarboxylierung des Oxalacetats unter gleichzeitiger Phosphorylierung, wobei GTP als Phosphatdonor wirkt und ein Enzym mit dem komplizierten Namen Phosphoenolpyruvatcarboxykinase die Umsetzung katalysiert.

Außer der Pyruvatkinase sind zwei weitere Enzyme aus der Glykolyse für eine Rückreaktion nicht brauchbar; es sind das die weiteren „Schlüsselenzyme" der Glykolyse, Phosphofruktokinase und Glucokinase. Im übrigen werden 8 Glykolyse-Enzyme unter Umkehrung ihrer Glykolyse-Funktionen eingesetzt. In der anabolen Sequenz der Gluconeogenese ist die Phosphofruktokinase durch eine Fruktose-1,6-bisphosphatase und die Hexokinase/Glucokinase durch eine Glucose-6-phosphatase ersetzt. Die FBPase ist **Schlüssel**enzym der Gluconeogenese und wird in ihrer Aktivität mehrfach reguliert: ATP und Glucagon steigern, ADP und AMP hemmen ihre Aktivität; Cortisol fördert, Insulin senkt die Konzentration der FBPase. Auch die Gluconeogeneseenzyme Pyruvatcarboxylase und PEP-Carboxykinase sind Schlüsselenzyme, die der hormonellen Kontrolle unterliegen; ihre Aktivität wird durch Metabolitkonzentrationen gesteuert. Die G6Pase dient der Blutzuckerergänzung.

Die an der Gluconeogenese beteiligten 10 Enzyme sind auf 3 verschiedene Subzellulärräume verteilt: die Pyruvatcarboxylase liegt intramitochondrial, die G6Pase im endoplasmatischen Retikulum; alle anderen Enzyme liegen im Cytosol. Nur 2 Organe sind zu nennenswerter Gluconeogenese fähig: die **Leber** und die **Nierenrinde**.

5.11 Diskutieren Sie, warum es neben dem Fruktose-1,6-bisphosphat noch ein Fruktose-2,6-bisphosphat gibt

Im voranstehenden Kommentar wurde gezeigt, wie die Glykolyse bzw. die Glukoneogenese durch allosterische Kontrolle sowie durch hormonelle Induktion bzw. Repression der Biosynthese der Schlüsselenzyme an- bzw. abgeschaltet werden. Vor kurzem wurde in der Leber ein weiterer, sehr wirkungsvoller Mechanismus zur Entscheidung zwischen den beiden gegenläufigen Stoffwechselwegen erkannt. Die altbekannte Phosphofruktokinase, die durch Phosphorylierung von F-6-P das Aldolasesubstrat Fruktose-1,6-bisphosphat bildet, wird jetzt PFK-1 genannt. Daneben existiert eine PFK-2, die F-6-P mit ATP zum Fruktose-2,6-bisphosphat phosphoryliert. Dieser Ester ist ein allosterischer Effektor, der die PFK-1 und damit die Glykolyse aktiviert; gleichzeitig hemmt er die FBPase und damit die Glukoneogenese.

Interessanterweise verliert das das F-2,6-BP bildende Enzym PFK-2 in Gegenwart von cAMP seine Aktivität; durch die Phosphorylierung einer Serin-Seitenkette wird dasselbe Protein aktiv als F-2,6-BPase: die Glukoneogenese wird wieder frei gegeben. So erklärt sich der fördernde Einfluß des Glukagons und der Katecholamine auf die Glukoneogenese.

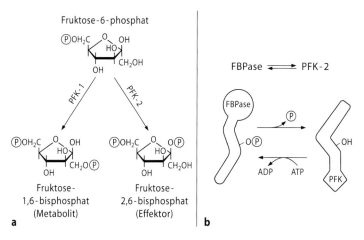

Kohlenhydrate

5.12 Wie verläuft der intrazelluläre Abbau des Glykogens?

Wesentliche Erkenntnisse über den Glykogenabbau kamen von Carl und Gerty Cori, die 1936 fanden, daß dabei im Muskel ein bis dahin unbekannter Phosphorsäureester entsteht: Glucose-1-phosphat (Coriester). Für die Synthese dieses Phosphatesters wird kein ATP benötigt: eine **Phosphorylase** schiebt anorganisches Phosphat vor die jeweils letzten Glucosereste der Glykogenketten, die dann G1P freisetzen.

$$\text{(Glykogen)} \xrightarrow{\text{anorgan. Phosphat}} \text{Glucose-1-P + (Glykogen)}$$

Der freigesetzte Coriester wird durch Phosphoglucomutase in G6P umgewandelt und über die Glykolyse (s. 5.8) umgesetzt bzw. von der Leber als Blutzucker freigesetzt. Die von Cori beschriebene Rückreaktion, nach der Glykogen direkt aus G1P gebildet werden kann, verläuft nur bei unphysiologischen Substratkonzentrationen: das hohe intrazelluläre Phosphat verhindert eine Glykogensynthese.

Die Glykogen-Phosphorylase kann schlagartig von einer inaktiven b-Form in die aktive a-Form umgewandelt werden. Im aktiven Enzym sind 4 Serin-Seitenketten (eine pro Enzym-Untereinheit) phosphoryliert; in der b-Form tragen diese eine freie HO-Gruppe. Das war das erste Beispiel für eine durch **Phosphorylierung/Dephosphorylierung** in der Aktivität reguliertes Enzym. Inzwischen sind etwa 25 derartige Enzyme bekannt.

Die die Phosphorylase phosphorylierende Phosphorylasekinase ist selbst wieder ein reguliertes Enzym, bei dem die a-Form phosphoryliert ist, was durch eine Proteinkinase bewerkstelligt wird. Die Proteinkinase ist nur in Gegenwart von cAMP aktiv (s. 9.4); das cAMP wird intrazellulär als Antwort auf das Hormon Adrenalin (Muskel) bzw. Glucagen (Leber) gebildet. Das ganze nennt man die „**Enzym-Kaskade**" des Glykogenabbaus; sie hat Verstärkerfunktion.

Der während der Muskelkontraktion auftretende intrazelluläre Ca^{++}-Anstieg führt ebenfalls zur Aktivierung der Phosphorylasekinase (s. 9.6) und damit zum Glykogenabbau.

5.13 Wie verläuft die Biosynthese des Glykogens?

Die unter 5.12 erwähnte direkte Glykogensynthese aus Glucose-1-P erwies sich bei genauer Nachprüfung als unmöglich; neu entdeckt wurde eine spezielle Glykogen-Synthase, die Zuckerreste von der hochaktiven Uridindiphosphatglucose (UDPG) auf ein Startermolekül (primer) überträgt. G1P ist also primär nötig, muß aber durch Umsetzung mit UTP erst zum UDPG werden.

Die Glykogensynthase ist wie die Glykogenphosphorylase ein **interkonvertierbares Enzym**, das durch eine Proteinkinase reversibel phosphoryliert werden kann. Im Gegensatz zur Glykogenphosphorylase stellt die phosphorylierte Synthase die inaktive b-Form dar; unter Insulineinwirkung wird eine Phosphatase aktiv. Die dephosphorylierte a-Form der Glykogen-Synthase verlängert das Primer-Oligosaccharid durch Knüpfung von α-1,4-glykosidischen Bindungen. Damit die hochverzweigte richtige Glykogenstruktur erhalten wird, kommt noch ein „branching enzyme" zum Einsatz, das Oligosaccharidstücke von der wachsenden Kette abnimmt und in α-1,6-Bindung auf das Glykan rücküberträgt.

Sowohl der Glykogenaufbau wie auch der Abbau können durch das genetisch bedingte Fehlen einzelner Enzymaktivitäten gestört sein. Es kommt dann zu verschiedenen **Glykogenspeicherkrankheiten**, bei denen die Patienten unter pathologischen Organvergrößerungen (Hepatomegalie, Splenomegalie) leiden und meist im Kindesalter sterben. Eine kausale Behandlung dieser Enzymmangelzustände ist bislang nicht möglich.

5.14 Was passiert im Pentosephosphatcyclus?

Pentosen kommen in Form der Ribose bzw. der 2-Desoxy-ribose in allen Zellen lebender Organismen vor. Da es ausgesprochen pentosehaltige Nahrungsmittel nicht gibt, machen sich die meisten Lebewesen ihre Pentosen selbst: D-Glucose dient dabei als Ausgangsmaterial. Aus einem komplizierten Stoffwechselgeschehen kann **Ribose-5-phosphat** für die Nucleinsäuresynthesen entnommen werden. Ein weiteres wichtiges Beiprodukt diese Stoffwechselweges ist das reduzierte Coenzym **NADPH**, das für viele Biosynthesen (Fettsäuren, Cholesterin, Glutathionregeneration) benötigt wird.

Die Einzelreaktionen des Pentosephosphatweges und die beteiligten Enzyme sind nebenstehend zu sehen. Ausgangsprodukt ist Glucose-6-phosphat, das durch eine NADP-abhängige Dehydrogenase in das Lakton der 6-P-Gluconsäure übergeht. Das Enzym G6PDH ist das Schlüsselenzym des Cyclus; es wird durch NADPH reversibel gehemmt.

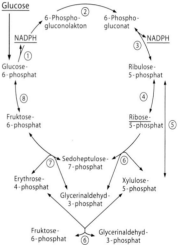

Gluconsäure-6-P decarboxyliert nach Dehydrierung spontan und liefert mit dem Ribulose-5-phosphat die erste Pentose, die im enzymatischen Gleichgewicht mit Ribose-5-phosphat und Xylulose-5-phosphat steht. Weitere Pentosephosphatcyclusspezifische Enzyme sind die Transketolase (TK) und die Transaldolase (TA). TK überträgt (Thiamindiphosphat als Coenzym) C_2-Reste, die TA überträgt C_3-Reste. Die im Cyclus entstehenden C_3-, C_4-, C_5-, C_6- und C_7-Zucker sind in der Skizze zu finden.

Enzyme des Pentosephosphatwegs

① Glucose-6-phosphat-Dehydrogenase
② 6-Phospho-gluconolacton-Lactonase
③ 6-Phosphogluconat-Dehydrogenase
④ Ribose-5-phosphat-Isomerase
⑤ Ketopentose-5-phosphat-Epimerase
⑥ Transketolase
⑦ Transaldolase
⑧ Hexosephosphatisomerase

5.15 Nennen Sie die zur Verwertung des Milchzuckers nötigen enzymatischen Schritte.

Laktose, auch Milchzucker genannt, liegt in der Milch mit 3,5 % vor. 1 Liter Milch enthält also 35 g Laktose! Chemisch handelt es sich dabei um die β-Galaktosido-1,4-glucose. Das mit der Nahrung aufgenommene Disaccharid muß vor der Resorption hydrolysiert werden, was eine im Bürstensaum der Duodenalschleimhaut vorhandene β-Galaktosidase („Laktase") besorgt. Ein genetisch bedingter Mangel an diesem Enzym führt zur **Milchunverträglichkeit**: ungespalten kann die Laktose nicht resorbiert werden. Der ungespaltene Zucker gelangt in den Dickdarm und wird bakteriell zersetzt, was zu Gasbildung, schmerzhaften Blähungen und Durchfällen führt. Eine diätetische Behandlung ist möglich: Milch vermeiden! Milchprodukte mit abgebauter Laktose (Yoghurt, Käse) werden vertragen.

Bei gesunden Milchtrinkern kommt es nach der Milchzucker-Hydrolyse im Duodenum zur Resorption von äquimolaren Mengen von Glucose und Galaktose. Glucose kann über bekannte Stoffwechselwege (Glykolyse, Glykogenbildung) umgesetzt werden. Die Verwertung der Galaktose erfordert mehrere bisher nicht angesprochene Reaktionen: in der Leber erfolgt eine ATP-abhängige Phosphorylierung mit Galaktokinase zu Galaktose-1-phosphat. In einer ungewöhnlichen Reaktion wird Gal-1-P dann durch die Hexose-1-phosphat-Uridyltransferase umgesetzt: aus Gal-1-P und UDP-Glucose wird Glucose-1-phosphat und UDP-Galaktose. Für die „aktivierte Galaktose" gibt es mehrere Möglichkeiten: die Hauptmenge wird über eine Epimerase in UDP-Glucose umgewandelt, wonach Nahrungsgalaktose als Glykogen gespeichert werden kann. Oder die „aktivierte Galaktose" findet Verwendung bei der Synthese von Glykolipiden oder Proteoglykanen bzw. Glykoproteinen.

Genetisch bedingte Störungen auf dem hier beschriebenen Stoffwechselweg sind nicht selten: ein Fehlen der Galaktokinase oder der Uridyltransferase führt zu einem Anstau freier Galaktose. Das Krankheitsbild heißt **Galaktosämie** und führt zur Hirnschädigung (Schwachsinn), wenn nicht schon im frühkindlichen Alter eine Diagnose mit nachfolgender Galaktose-Vermeidung erfolgt.

5.16 Kann Nahrungs-Fruktose vom Menschen verwertet werden?

Fruktose wird vom Menschen hauptsächlich als Bestandteil des Disaccharids Saccharose aufgenommen: 100 g dieses bei uns üblichen „Zukkers" enthalten 53 g Fruktose. Das Disaccharid wird im Bürstensaum der Duodenalschleimhaut in Glucose und Fruktose aufgespalten. Die Ketohexose muß zur Einleitung ihres Abbau ATP-abhängig phosphoryliert werden: katalysiert durch die Fruktokinase entsteht mittels **Hexokinase** Fruktose-6-phosphat, das über die bekannten Glykolyse-Reaktionen zu Pyruvat und schließlich zu CO_2 und H_2O umgesetzt wird.

Bei der durch Hexokinase eingeleiteten Umwandlung in 2 mol Milchsäure entstehen bilanzmäßig, wie bei der Glucose-Verwertung, 2 ATP.

Anders sieht es aus, wenn **Fruktokinase**-abhängig erst Fruktose-1-phosphat entsteht, denn dieser Ester kann nicht in Fruktose-1,6-bisphosphat umgewandelt werden. Statt dessen gibt es in der Leber eine „**Aldolase B**", die eine größere Affinität zum F-1-P als zum F-1,6-BP hat; diese Aldolase spaltet die Fruktosekette zwischen C-3 und C-4, wobei neben Dihydroxyacetonphosphat unphosphorylierter Glycerinaldehyd entsteht. Dieser Glycerinaldehyd wird erst zur Glycerinsäure oxidiert und dann durch eine Kinase phosphoryliert. Damit sind wir dann auch auf dem normalen Weg der Glykolyse angelangt, haben aber den ATP-bildenden Schritt 1,3-BPGS → 3-PGS vermißt. Die ATP-Bilanz der Fruktose-Verwertung ist also ungünstiger als die der Glucose:

1 Fruktose → 2 Milchsäure;   Energiegewinn: 1 ATP.

6.1 Wie kann man Lipide definieren und klassifizieren?

Lipide sind **wasserunlösliche Naturstoffe**, die sich in apolaren organischen Lösungsmitteln (Benzol, Ether, Chloroform) lösen. Diese Eigenschaft wird von einer Vielzahl biologischer Substanzen geteilt. Manche Lipide tragen an ihrem lipophilen Molekül einen hydrophilen Anteil; diese Lipide werden **amphipathisch** oder amphiphil genannt und spielen vor allem bei dem **Aufbau biologischer Membranen** eine Rolle.

Nach ihrer **Struktur** lassen sich Lipide in 3 Klassen einteilen:

1. Einfache Lipide: Fettsäureester
Beispiele: Triacylglycerine, Wachse
2. Komplexe Lipide: Fettsäureester des Glycerins bzw. -amide des Sphingosins mit organischen Substituenten
Beispiele: Glycerinphosphatide, Sphingolipide
3. Isoprenderivate: Sterine und Steroide
Carotine und Carotinoide
Beispiele: Cholesterin, Steroidhormone, Vitamine

Auch nach ihrer **Funktion** lassen sich die Lipide einteilen:

- Energiereiche Nahrungs- und Speicherstoffe
- Bausteine der biologischen Membranen
- Thermische (Haut) und elektrische (Nerv) Abschirmung
- Mechanisches Polster (Nierenlager)
- Transportphänomene (Mizellen im Darm, Lipoproteine im Blut).

6.2 Was wissen Sie von der Bedeutung ungesättigter Fettsäuren?

Fettsäuren sind aliphatische Monocarbonsäuren mit einer Kettenlänge von mehr als 4 C-Atomen. Durch die Einführung einer oder mehrerer **C=C-Doppelbindungen** in die Alkylkette entstehen die „ungesättigten" Fettsäuren. Man unterscheidet hier cis- und trans-Doppelbindungen; die als Fettbaustein vorkommenden ungesättigten Säuren haben immer cis-Doppelbindungen, wie z. B. die durch Dehydrierung aus der Stearinsäure entstehende Ölsäure, kurz als $C_{18:1}$ bezeichnet. Die C_{18}-Fettsäure mit 2 isolierten Doppelbindungen heißt Linolsäure. Von der $C_{18:3}$-Säure, der Linolensäure, gibt es biologisch wichtige Stellungsisomere:

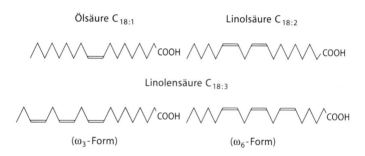

Eine Nomenklatur, die die Stellung der Doppelbindungen vom Methylende aus zählt, spricht von Verbindungen der ω6- (rechte Formel) und ω 3-**Familie** (links). Kettenverlängerungen und Einführung von zusätzlichen Doppelbindungen sind zum Carboxylende hin möglich. So kann die ω6-Linolsäure in die ω6-Linolensäure und diese zur ω6-Arachidonsäure ($C_{20:4}$) umgewandelt werden. Ein Übergang von der ω6-Familie in die ω3-Familie ist aber nicht möglich.

Die mehrfach ungesättigten Verbindungen Linolsäure, Linolensäure und Arachidonsäure werden als **„essentielle Fettsäuren"** bezeichnet und sollten täglich zu 5 bis 8 g mit der Nahrung zugeführt werden.

Die C_{20}-Arachidonsäure ist die Stammsubstanz zahlreicher Gewebshormone, die gemeinsam als **Eikosanoide** bezeichnet werden.

6.3 Was sagt die Bezeichnung „Eikosanoid"?

Als Eikosanoide wird eine große Gruppen von etwa 30 Gewebshormonen zusammengefaßt, die sich von den mehrfach ungesättigten C_{20}-Fettsäuren (eikosa griech. 20) ableiten. Diese kurzlebigen Wirkstoffe lassen sich zu 4 Gruppen zusammenfassen: die Prostaglandine, die Prostacycline, die Thromboxane und die Leukotriene.

Die als Ausgangsmaterial benötigten ungesättigten Fettsäuren können bei Bedarf durch die Phospolipase A_2 aus membranständigen Glycerophosphatiden (siehe 6.5) freigesetzt werden. Durch Einwirkung einer **Cyclooxygenase** entsteht das einen Fünfring enthaltene Prostaglandin PGH_2, die Stammsubstanz für die Bildung der weiteren **Prostaglandine,** die **Prostacycline** und der **Thromboxane**. Die Cyclooxygenase ist durch Aspirin^R (Acetylsalicylsäure) hemmbar.

Außer der Arachidonsäure ($C_{20:4}$) können auch die Eikosatriensäure zu Prostaglandinen der Serie 1 (PG_1) und die Eikosapentaensäure zu Prostaglandinen der Serie 3 (PG_3) umgesetzt werden.

Die Bildung der **Leukotriene** beginnt schon an der Arachidonsäure durch den Angriff eines anderen Enzyms: eine **Lipoxygenase** bildet ein C-5-Hydroperoxid, von dem sich mehrere Leukotrienklassen ableiten; sie alle haben ein konjugiertes Trien-System, insgesamt aber 4 Doppelbindungen! Eine kovalente Anlagerung des Tripeptids Glutathion führt zum Leukotrien C_4; nachfolgende Abspaltung der Glutaminsäure führt zum LTD_4, Abspaltung von Glutaminsäure und Glycin zum LTE_4.

Die **biologischen Aktivitäten** der Eikosanoide sind vielfältig und häufig gegensätzlich; PGE_2 erhöht oder erniedrigt (in unterschiedlichen Organen) die cAMP-Konzentration, PGF_2 aktiviert die Guanylatcyclase. Thromboxane fördern die Blutplättchenaggregation und die damit verbundenen Freisetzungsreaktionen; Prostacycline sind ausgesprochene Thromboxan-Antagonisten. Das Leukotrien LTB_4 wirkt chemotaktisch auf Leukozyten (Entzündung!), die Leukotriene C_4, D_4 und E_4 führen zur Konstriktion der Bronchialmuskulatur.

6.4 Einfache Lipide: was ist ein Triglycerid, was ein Wachs?

Triglyceride, auch Neutralfette oder heute meist **Triacylglycerine** genannt, sind die im Tier- und Pflanzenbereich weit verbreiteten Fette, die von uns als Nahrung (Butter, Magarine, Öl, Schmalz, Talg) verwendet werden. Mit der **Nahrung** aufgenommene Fette werden nach ihrer Verdauung und Absorption resynthetisiert und in den Zellen des Fettgewebes **gespeichert**. Sie bestehen aus dem dreiwertigen Alkohol Glycerin, dessen 3 Alkoholgruppen mit Fettsäuren mit einer geraden Zahl von C-Atomen (z. B. C_{16} oder C_{18}) verestert sind. Diese 3 Fettsäuren können identisch, aber auch unterschiedlich sein; man spricht dann von Tripalmitin oder z. B. von Palmityl-oleyl-stearyl-glycerid. Derartige Fette sind extrem lipophil, d. h. ganz wasserunlöslich. Durch Erwärmen mit alkoholischen Alkalilösungen werden sie in Glycerin und die Alkalisalze der Fettsäuren gespalten. Da letztere schon lange als Seifen zu Reinigungszwecken verwendet werden, bezeichnet man den Prozeß der Esterspaltung als **Verseifung**. Die Aufspaltung der mit der Nahrung aufgenommenen Fette erfolgt durch die Pancreaslipase im Duodenum.

Auch die **Wachse** sind im Tier- und Pflanzenbereich vorkommende Fettsäureester, bei denen allerdings nur eine Fettsäure, z. B. Palmitinsäure, mit einem einwertigen aliphatischen Alkohol (Kettenlänge C_{16} bis C_{34}) verestert ist. Bekannte Vorkommen der Wachse sind das Bienenwachs, das Walrat (im Schädel eines einzelnen Pottwals finden sich bis zu 18.000 kg Walrat, die dem Tier ein Abtauchen in große Meerestiefen ermöglichen), die Wachsschicht auf manchen grünen Blättern (z. B. Gummibaum oder Rhododendron), das Sekret der Bürzeldrüse von Wasservögeln und von Hautdrüsen beim Menschen.

6.5 Diskutieren Sie die „Komplexen Lipide" am Beispiel von Lecithin, Phosphatidylinosit, Sphingolipiden.

Im Gegensatz zu den „Einfachen Lipiden", aufgebaut nur aus Fettsäuren und Alkoholen, kommen in den komplexen Lipiden weitere organische Moleküle zum Einbau.

Eine Untergruppe sind die **Glycerinphosphatide**. Hier ist ein Glycerin mit 2 Fettsäuren und, an einer der primären Alkoholgruppen, mit Phosphorsäure verestert. Der bisher beschriebene Molekülteil trägt den Namen **Phosphatidsäure**; sie kommt vor als Intermediärprodukt bei der Biosynthese von Triacylglycerinen und hier zu besprechenden Glycerinphosphatiden. Bei dieser Klasse von Lipiden ist eine weitere Alkoholkomponente mit der Phosphorsäure verestert: mit Serin oder Ethanolamin erhalten wir **Kephaline**, mit Cholin das **Lecithin**, das als Membranbaustein weit verbreitet vorkommt. Wenn das in Bienen- und Schlangengift vorkommende Enzym Phospholipase A_2 auf Lecithin einwirkt, so wird die an der sekundären Alkoholgruppe des Glycerins stehende Fettsäure abgespalten, womit **Lysolecithin** hinterbleibt, was im Blut eine Hämolyse bewirkt.

Das **Phosphatidylinosit** enthält auch Phosphatidsäure, an die der sechswertige Alkohol myo-Inosit als Ester gebunden ist. Dieses Lipid liegt in Membranen häufig als Phosphatidyl-inosit-bisphosphat (PIP_2) vor. Wenn diese Verbindung durch Phospholipase C zwischen dem Diacylglycerin und der Phosphorsäure gespalten wird, entstehen gleichzeitig zwei „second messenger": Diacylglycerin und Inosit-1,4,5-trisphosphat (IP_3), die beide das intrazelluläre Calcium erhöhen (s. 9.2).

Sphingosin ist ein ungesättigtes C_{18}-Amino-glykol, dessen Aminogruppe mit einer Fettsäure zu Ceramid verbunden ist. An die endständige primäre Alkoholgruppe sind dann weitere Substituenten angebunden: Galaktose ergibt **Cerebroside**, Phosphorylcholin führt zum **Sphingomyelin**, und die Anbindung von Oligosacchariden ergibt die **Ganglioside**, – alles sind ideale Membransteine.

Der Abbau kompliziert aufgebauter Ganglioside erfordert viele lysosomale Enzyme. Fehlt davon auch nur eines, kommt es zu Lipidspeicherkrankheiten (Sphingolipidosen) mit Erblindung und geistiger Retardierung.

6.6 Was wissen Sie vom Cholesterin zu berichten?

Cholesterin ist ein wasserunlöslicher C_{27}-Alkohol, der erstmals aus Gallensteinen isoliert wurde. Heute weiß man, daß es in allen tierischen Zellen als Membranbestandteil vorkommt; besonders reich an Cholesterin sind das Nervensystem und die Nebennierenrinde (Bildung von Steroidhormonen!). Der Körper des erwachsenen Menschen enthält etwa 150 g Cholesterin, das z. T. aus der Nahrung, im wesentlichen aber aus körpereigener Synthese stammt.

Die **Cholesterinbiosynthese** verläuft im Cytosol wohl aller Zellen. Sie nimmt ihren Ausgang vom 3 Molekülen Acetyl-CoA, die sich zum β-Hydroxy-β-methyl-glutaryl-CoA (HMG-CoA) vereinigen. Die HMG-CoA-Reduktase ist das regulierende Schlüsselenzym der Cholesterinbiosynthese; in einer NADPH-abhängigen Reaktion entsteht die Mevalonsäure (C_6), die nach Pyrophosphorylierung das „aktivierte Isopren" (C_5) in Form von Isopentenylpyrophosphat und Dimethylallylpyrophosphat ergibt. Diese C_5-Einheiten kondensieren zu C_{10} und C_{15}; zwei C_{15}-Einheiten bilden dann den C_{30}-Kohlenwasserstoff Squalen, der durch Faltung und Ringschlüsse das Lanosterin (C_{30}) bildet, aus dem durch Entfernung von 3 Methylgruppen das Cholesterin wird; Strukturformel ist wichtig!!

Wegen seiner schlechten Wasserlöslichkeit kann es zur **Abscheidung** von Cholesterin im Körper kommen: Bildung von Gallensteinen und atherosklerotischen Plaques.

Neben diesen pathologischen Entgleisungen ist das Cholesterin aber auch Ausgangspunkt für viele **wichtige Folgeprodukte:**

Cholesterin		
→ Membranaufbau	C_{27}
→ Calciferol	C_{27}
→ Gallensäuren	C_{24}
→ Progesteron	C_{21}
→ Corticoide	C_{21}
→ Androgene	C_{19}
→ Estrogene	C_{18}

Das Sterangerüst dieser Substanzen muß als Steroid ausgeschieden werden, da es vom Menschen nicht abgebaut werden kann.

6.7 Was versteht man unter der β-Oxidation?

Die β-Oxidation ist ein 1904 von Knoop postulierter und 1954 von Lynen aufgeklärter Stoffwechselweg zum Abbau langkettiger Fettsäuren. Knoop hatte phenylsubstituierte Fettsäuren an Hunde verfüttert und gefunden, daß deren Seitenketten unter Oxidation an der β-Position um C_2-Fragmente verkürzt werden, wie

$C_6H_5\text{-}CH_2\text{-}CH_2\text{-}CH_2\text{-}COOH \rightarrow C_6H_5\text{-}CH_2\text{-}COOH$ + ?

Für den abgespaltenen C_2-Rest wurde Essigsäure vermutet; sie konnte aber nie nachgewiesen werden.

1951 entdeckte Lynen die „aktivierte Essigsäure", bei der ein als Thioester am Coenzym A gebundener Acetylrest vorliegt; er konnte zeigen, daß langkettige Fettsäuren durch 4 sich ständig wiederholende Reaktionen komplett zu Acetyl-CoA abgebaut werden. Damit diese Reaktionsfolge beginnen kann, ist erforderlich, daß die lange, abzubauende Fettsäure zuvor auch mit Coenzym A verestert wird, z. B. als Palmityl-CoA. Die im Cytosol aktivierte Fettsäure muß zur Oxidation in die Mitochondrien transportiert werden; hierbei dient Carnitin als Transportmetabolit.

$$\text{Carnitin} \quad HOOC-CH_2-\underset{\underset{OH}{|}}{CH}-CH_2-\underset{\underset{CH_3}{|}}{\overset{\overset{CH_3}{|}}{N^+}}-CH_3$$

Die 4 sich ständig wiederholenden Einzelreaktionen der β-Oxidation sind: (1) eine FAD-abhängige Dehydrierung unter Bildung eines α, β-ungesättigten Acyl-CoA, (2) eine Wasseranlagerung zum β-OH-Acyl-CoA, (3) eine NAD-abhängige Dehydrierung zum β-Keto-Acyl-CoA und schließlich (4) eine thioklastische Spaltung, bei der die Thiolase die beiden endständigen C-Atome als Acetyl-CoA abspaltet. Da die abzubauende Fettsäure nach jedem Umlauf um 2 C-Atome verkürzt ist, hat Lynen die Bezeichnung „Fettsäure-Spirale der β-Oxidation" vorgeschlagen.

6.8 Wo und wie verläuft die Fettsäurebiosynthese des Menschen?

Da eine übermäßige Zufuhr kohlenhydratreicher Nahrung zum Fettansatz führt, muß eine Bildung langkettiger Fettsäuren durch den tierischen Organismus möglich sein. Da die C_2-Reste des Acetyl-CoA als Ausgangsmaterial dienen, ist erklärbar, daß in der Natur praktisch nur Fettsäuren mit einer geraden Zahl von C-Atomen vorkommen. Fettsäuren werden im Cytosol zahlreicher Organe, besonders in der Leber, den Nieren, dem Gehirn, der Brustdrüse und im Fettgewebe synthetisiert.

Die tierische Fettsäuresynthase ist ein dimerer **Multienzymkomplex**, bei dem eine Polypeptidkette 7 Enzymaktivitäten und 2 funktionell wichtige HS-Gruppen trägt, – eine davon am Ende eines großen, Acylcarrierprotein (ACP) genannten Polypeptids.

Da das als Ausgangsmaterial benötigte **Acetyl-CoA** im Cytosol nicht vorkommt, wird es aus Citrat, das **aus den Mitochondrien** in das Cytosol transportiert wird, durch eine ATP-abhängige Citratlyase gebildet. Durch eine biotinabhängige Acetyl-CoA-Carboxylase wird der Essigsäurerest erst zur **Malonsäure** carboxyliert und damit erheblich kondensationsfreudiger.

Nun wird unter Abspaltung der aktivierenden Coenzym-A-Reste ein Acetylrest auf die periphere und ein Malonylrest auf die zentrale HS-Gruppe der FS-Synthase übertragen; die folgenden Syntheseschritte verlaufen CoA-unabhängig! Es kommt zur Übertragung des Acetylrests auf die Malonsäure; bei der Kondensation wird CO_2 abgespalten, so daß jetzt eine Acetessigsäure als Thioester am ACP hängt. Deren Ketogruppe wird mittels NADPH reduziert, aus der entstandenen β-OH-Buttersäure wird Wasser abgespalten und die entstehende C=C-Doppelbindung mittels NADPH reduziert. Die entstandene Buttersäure wird auf die periphere HS-Gruppe übertragen und reagiert im zweiten Umlauf wieder mit einem Malonylrest, wobei eine C_6-Säure entsteht. Nach Erreichung einer Kettenlänge von C_{16} oder C_{18} wird die fertige Fettsäure vom ACP freigesetzt.

Außer der hier angesprochenen cytosolischen de-novo-Synthese der Fettsäuren gibt es in den Mitochondrien ein System, das Fettsäureketten mittels Acetyl-CoA verlängern kann.

6.9 Welche Lipoproteine kennen Sie?

Die wasserunlöslichen Lipide müssen manchmal im Blut transportiert werden, z. B. wenn Nahrungsfett aus dem Darm oder in der Leber neugebildetes Fett in das Fettgewebe eingespeichert werden soll. Auch Cholesterin wird zwischen den Organen hin und her transportiert.

Die zu transportierenden Lipide liegen nicht in freier Form vor, sondern als **Lipoproteine**, in Bindung an spezifische Proteine. Man unterscheidet nach ihrer spezifischen Dichte bzw. nach ihrer elektrophoretischen Beweglichkeit verschiedene Lipoproteine, die sich auch nach Größe und Zusammensetzung unterscheiden. Ihre Proteinanteile nennt man Apo-Lipoproteine, Klasse A, B, C bzw. E.

Nach der Fettverdauung und -absorption in der Darmwand gebildete **Chylomikronen** sind am größten und leichtesten; sie transportieren die Nahrungsfette vom Darm zum Fettgewebe.

In der Leber aus Kohlenhydraten gebildete Triglyceride können dort nicht gespeichert werden, sondern werden als **VLDL** ins Blut gegeben. Nach Abgabe ihrer Neutralfette an das Fettgewebe haben sie ein höheres spezifisches Gewicht und heißen dann **LDL**. Wegen ihres relativ hohen Cholesteringehalts gelten sie als gefährlich, denn sie können ihr Cholesterin in Gefäßwände ablagern und damit die Grundlage für die Entstehung einer Atherosklerose legen.

Die ebenfalls in der Leber gebildeten **HDL** gelten als gut, denn sie können solche schädlichen Cholesterindepots erkennen, deren Cholesterin aufnehmen und zum Abbau in die Leber transportieren. LDL- und HDL-Bestimmungen gehören deshalb heute zur Routine des klinisch-chemischen Laboratoriums.

	Chylomikronen	VLDL	LDL	HDL
Durchmesser [nm]	100–1000	30–70	15–20	7–10
Dichte [g/ml]	0,9–0,94	0,94–1,006	1,00–1,063	1,063–1,2
Elektrophor. Verh.	Keine Wandrg.	Prae-β	β	
Protein (%)	1	10	20	50
Triglyceride (%)	95	50	10	1–5
Cholesterin (%)	2	19	45	18
Phospholipide (%)	2	18	23	30

6.10 Was versteht der Mediziner unter „Ketonkörpern"?

Als Ketonkörper werden die folgenden 3 **Substanzen** zusammengefaßt:

$H_3C-CO-CH_3$	$HOOC-CH_2-CO-CH_3$	$HOOC-CH_2-CHOH-CH_3$
Aceton	Acetessigsäure	β-Hydroxybuttersäure

Erstmals wurden sie von Internisten des 19. Jahrhunderts bei **Diabetes mellitus**-Patienten im Coma beobachtet; sie wurden als „Vorboten des Todes" angesehen – damals in der Vor-Insulin-Ära!

Heute sieht man sie als **normale Metaboliten des Fettabbaus**, die vom Herz, der Skelettmuskulatur und im Hungerzustand auch vom Gehirn als willkommene Brennstoffe angenommen werden. Bei Langzeit-Hunger kommt es zur **Ketonurie**: Ketonkörper werden mit dem Harn ausgeschieden.

Die **Ketonkörperbildung** geschieht ausschließlich in der Leber: aus 2 Acetyl-CoA wird zunächst Acetoacetyl-CoA; durch nochmalige Anlagerung eines Acetyl-CoA entsteht der C_6-Körper β-Hydroxy-β-methyl-glutaryl-CoA (β-HMG-CoA), aus dem durch eine HMG-CoA-Lyase Acetessigsäure und Acetyl-CoA entstehen können.

Die Acetessigsäure ist als β-Ketosäure labil und kann unter Decarboxylierung in Aceton übergehen, kann aber auch enzymatisch zur stabilen β-Hydroxybuttersäure reduziert werden.

Bei der **Ketonkörperverwertung** muß die β-OH-Buttersäure zunächst zu Acetessigsäure oxidiert und dann zu Acetoacetyl-CoA aktiviert werden. Das geschieht in einer ungewöhnlichen Reaktion, einer Umesterung mit Succinyl-CoA:

Acetoacetat + Succinyl-CoA ⇌ Acetoacetyl-CoA + Succinat

Das die Umesterung katalysierende Enzym fehlt in der Leber, weshalb die Leber Ketonkörper bilden, aber nicht oxidieren kann.

7.1 Welche Reaktion bewirkt die Pyruvat-Dehydrogenase?

Pyruvat, das Endprodukt der aeroben Glykolyse und des Abbaus mehrerer Aminosäuren, kann weiter oxidiert werden zu $3CO_2$. Dazu wird es zunächst durch oxidative Decarboxylierung in **Acetyl-CoA** umgewandelt:

$$CH_3-CO-COOH \xrightarrow[\text{CoA}-\text{SH}]{\text{NAD} \quad \text{NADH}_2} CH_3-CO-SCoA + CO_2$$

Die Oxidation des Pyruvat erfolgt insgesamt in den **Mitochondrien.** Als erstes wird die Brenztraubensäure zum Acetaldehyd decarboxyliert, der als „aktivierter Acetaldehyd" coenzymgebunden an Thiamindiphosphat anfällt. Bei seiner Übertragung auf die oxidierte Form des Coenzyms α-Liponsäure wird deren Disulfidbrücke geöffnet und H- bzw. CH_3-CO- lagern sich an je eines der Schwefelatome an: ein Thioester der Essigsäure ist entstanden! Der Acetylrest wird umgeestert auf ein freies CoA-SH, das oben geforderte Acetyl-CoA ist entstanden.

Nun muß noch die jetzt reduziert vorliegenden Liponsäure zur Disulfidform reoxidiert werden. Dihydrolipoatdehydrogenase ist ein FAD-haltiges Enzym; seine prosthetische $FADH_2$-Gruppe hat ein so niedriges Normalpotential (-0,34 Volt), daß NAD durch dieses $FADH_2$ reduziert werden kann, was sonst nie möglich ist (s. Atmungskette 7.5).

Die Pyruvatdehydrogenase ist ein **Multienzymkomplex** und hat dadurch ein ungewöhnlich hohes Molekulargewicht von 7,4 Millionen (PDH aus Schweineherz). Außerdem ist die PDH ein **interconvertierbares Enzym** (s. 3.5), das in der Phosphoform inaktiv, desphosphoryliert aber voll aktiv ist.

7.2 Beschreiben Sie Bedeutung und Ablauf des Citratcyclus.

Bei der Verwertung der Nahrungsstoffe (Kohlenhydrat, Lipid, Protein) entsteht als gemeinsames Endprodukt **Acetyl-CoA**, von dem aus zwar auch Synthesewege ihren Anfang nehmen (Fettsäuren, Steroide, Ketonkörper), das aber in seiner Hauptmenge der Energiegewinnung dient. Im Citratcyclus erfolgt seine **vollständige Oxidation** gemäß

$$CH_3\text{-CO-SCoA} + 3\,H_2O \longrightarrow 2\,CO_2 + 8\,[H] + CoASH.$$

[H] ist coenzymgebundener Wasserstoff. Zum Start des Cyclus muß Oxalessigsäure vorhanden sein, die den Acetylrest vom Acetyl-CoA unter Bildung der Citronensäure, einer C_6-Tricarbonsäure übernimmt. Deren tertiäre HO-Gruppe wird durch Aconitase abgespalten; an die entstehende C=C-Doppelbindung wird wieder Wasser angelagert: es gibt Icocitrat, dessen sekundäre HO-Gruppe durch Isocitratdehydrogenase zur Ketogruppe oxidiert wird. Die entstandene Oxalbernsteinsäure verliert als β-Ketosäure CO_2 unter Bildung von α-Ketoglutarsäure. Diese C_5-Verbindung wird oxidativ decarboxyliert; von dem entstandenen Succinyl-CoA wird die Thioesterbindung gespalten unter Bildung eines energiereichen Phosphats. Die verbleibende Bernsteinsäure wird zur Fumarsäure (FAD als Coenzym) dehydriert; durch Wasseranlagerung an Fumarat entsteht Äpfelsäure, aus der die NAD-abhängige Malatdehydrogenase wieder Oxalessigsäure macht: ein neuer Cyclus kann beginnen!

Zusammenfassung: bei einem Umlauf des Cyclus entstehen

$$2\,CO_2,\ 3\,NADH_2,\ 1\,FADH_2 \text{ und } 1\,GTP.$$

Ein solch zentraler Stoffwechselweg wie der Citratcyclus muß natürlich „an"- und „abstellbar" sein, was durch die allosterische Kontrolle von **Schlüsselenzymen** oder Substrathemmung geschieht. Wichtigstes Schlüsselenzym ist die Icocitratdehydrogenase, die durch ATP und NADH gehemmt, durch ADP aktiviert wird. Die Succinatdehydrogenase und die Malatdehydrogenase werden durch Oxalacetat gehemmt. Bei der Aufklärung des Cyclus haben exogene Hemmstoffe eine Rolle gespielt: das die Succinatdehydrogenase kompetitiv hemmende Malonat und verschiedene fluorierte Säurederivate.

7.3 Wieso hat der Citratcyclus anabole Aufgaben?

Der Citratcyclus ist nicht nur eine Einrichtung zur Beseitigung von mitochondrialem Acetyl-CoA und zur Bildung reduzierter Coenzyme, sondern viele seiner Intermediärprodukte werden für anabole Aufgaben herangezogen.

Citronensäure kann aus den Mitochondrien ausgeschleust und dann im Zytosol durch die Citratlyase in Acetyl-CoA und Oxalacetat gespalten werden. Das ist die einzige Möglichkeit zur Bildung von zytosolischem Acetyl-CoA, von dem einige Biosynthesen ausgehen.

Ketoglutarat ergibt durch Transaminierung Glutaminsäure, von der sich wiederum andere nicht-essentielle Aminosäuren ableiten: Glutamin, Prolin, Histidin, Arginin und Ornithin. Decarboxylierung der Glutaminsäure liefert den wichtigen Neurotransmitter GABA.

Succinyl-CoA selbst ist Baustein des ersten zu den Pyrrolfarbstoffen führenden Syntheseschritts (s. 15.4); ferner wird es gebraucht für die Verwertung von Ketonkörpern (s. 6.10).

Oxalessigsäure ist selbst Intermediärprodukt bei der Gluconeogenese; durch Transaminierung entsteht daraus die Aminosäure Asparaginsäure, die als Proteinbaustein und Baustein für die Bildung von Harnstoff, Pyrimidinbasen und Purinbasen eine Rolle spielt; aus Aspartat entsteht die Aminosäure Asparagin.

7.4 Was sind anaplerotische Reaktionen des Citratcyclus?

Wie in der vorausgegangenen Frage diskutiert wurde, sind viele Intermediärprodukte des Citratcyclus auch für andere als energieliefernde Aufgabe von Interesse. Tatsächlich werden dessen Zwischenstufen ständig entnommen, um Pyrrolfarbstoffe aufzubauen, den Neurotransmitter GABA zu ersetzen usw. Der Citratcyclus würde daher durch solche Entnahmen „ausgetrocknet" werden, wenn plötzlich keine Oxalessigsäure mehr als Acceptor für Acetyl-CoA verfügbar wäre.

Damit das nicht passiert, gibt es mehrere **anaplerotische**, d. h. **den Cyclus auffüllende Reaktionen**, mit denen von außen Zwischenprodukte des Cyclus eingeschleust werden.

Am wichtigsten unter ihnen ist wohl die innerhalb der Mitochondrien stattfindende Carboxylierung des immer vorhandenen Pyruvats, die **Oxalacetat** liefert. Auch die Transminierung von Asparaginsäure, liefert Oxalessigsäure; bei der Transaminierung von Glutaminsäure entsteht α-Ketoglutarsäure.

Im Harnstoffcyclus entsteht bei der Spaltung von Argininosuccinat (s. 2.11) **Fumarat**; ebenso ist die Fumarsäure ein Abbauprodukt der aromatischen Aminosäuren Phenylalanin und Tyrosin.

Das bei dem Abbau zahlreicher Aminosäuren und der ungeradzahligen Fettsäuren anfallende Propionyl-CoA kann zu Methylmalonyl-CoA carboxyliert werden, dessen Isomerisierung **Succinyl-CoA** ergibt.

7.5 Was ist oxidative Phosphorylierung und wo findet sie statt?

Die oxidative Phosphorylierung ist ein im Rahmen der Atmungskette ablaufender Prozeß: hier wird der aus der aufgenommenen Nahrung stammende und nach dem Citratcyclus an Coenzyme gebundene Wasserstoff mit dem Sauerstoff der Atmung verbrannt. 40 % der frei werdenden Energie werden durch Bildung von ATP konserviert. Der Ort der oxidativen Phosphorylierung ist die innere Mitochondrienmembran.

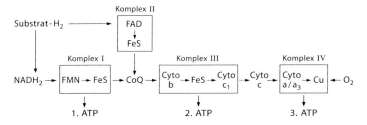

Die bei der β-Oxidation und im Citratcyclus reduzierten Coenzyme NAD und FAD liefern ihren Wasserstoff an die Enzyme der Atmungskette. Bei zytosolischen Oxidationen angefallener Wasserstoff kann ebenfalls in der Atmungskette oxidiert werden, muß aber zuvor, an spezielle Substrate gebunden, in die Mitochondrien gebracht werden, da $NADH_2$ die Mitochondrienmembran nicht passieren kann. In der Atmungskette sind 11 Redoxschritte hintereinander geschaltet sind, über die anfangs der Wasserstoff, später nur noch Elektronen weitergereicht werden.

Bis auf das Coenzym Q (auch Ubichinon genannt) sind alle Carrier prosthetische Gruppen von Enzymen. Während der Weiterleitung der Elektronen in der inneren Membran werden Protonen aus der Matrix in den Intermembranraum gepumpt, wodurch sich ein Protonengradient aufbaut (Chemiosmotische Theorie von P. Mitchell 1961). Diese Protonen können dann über eine membrangebundene F_o/F_1-ATP-Synthase wieder in die Matrix zurückströmen, wobei ADP+P zu ATP vereint werden. Für jedes oxidierte $NADH_2$ wird $1/2\ O_2$ verbraucht, und bei diesen Reaktionen werden 3 ATP gebildet: der P:O-Quotient beträgt 3. Bei der Oxidation von $FADH_2$ werden nur 2 ATP gebildet.

7.6 Hemmstoffe und Entkoppler der Atmungskette.

Die Atmungskette kann durch **Gifte** gehemmt werden. HCN oder H_2S vergiften das „Atmungsferment" Cytochrom a/a_3, was den sofortigen Tod des gesamten Organismus bewirkt. Gleiches gilt für die in der Atmungskette „weiter oben" angreifenden Hemmstoffe Rotenon (Pfeilgift der Indianer) oder Amytal (ein Barbiturat).

Sogenannte **Entkoppler** der Atmungskette, wie 2,4-Dinitrophenol, Arsenat, Thyroxin oder Dicumarol, lassen die Wasserstoffoxidation intakt; die Gesamtenergie wird dann jedoch ohne ATP-Bildung als Wärme frei.

7.7 Was versteht man unter Hydroperoxidasen?

Da **Wasserstoffperoxid** ein gefährliches **Zellgift** ist, muß es schnell zerstört werden. Hierzu dienen die in vielen Geweben vorkommenden Enzyme Katalase und Peroxidasen.

Durch die **Katalase**, ein besonders in der Leber und in Erythrozyten vorkommendes Hämoprotein, wird Wasserstoffperoxid zersetzt nach

$$2 H_2O_2 \longrightarrow 2 H_2O + O_2$$

Die häminhaltigen **Peroxidasen** benötigen ein Wasserstoff-lieferndes Substrat

$$\text{Substrat-}H_2 + H_2O_2 \longrightarrow \text{Substrat}_{ox} + 2 H_2O$$

Es gibt zahlreiche substratspezifische Peroxidasen.

7.8 Kennen Sie Sauerstoff-verwertende Enzyme?

Außer der Atmungskette gibt es noch eine ganze Reihe von Enzymen, die molekularen Sauerstoff verbrauchen, ohne dabei allerdings ATP zu bilden. Es gibt z. B. mehrere wichtige **aerobe Dehydrogenasen** mit dem Reaktionstyp

$$\text{Substrat-}H_2 + O_2 \longrightarrow \text{Substrat}_{ox} + H_2O_2$$

Häufig handelt es sich um Flavoproteine; hierzu gehören die Xanthinoxidase, die Aldehyddehydrogenase der Leber sowie D- und L-Aminosäureoxidasen; das entstehende H_2O_2 wird durch Hydroperoxidasen zerlegt.

Zahlreiche Cu^{2+}-haltige **Oxidasen** reduzieren Sauerstoff zu H_2O oder H_2O_2; hierzu gehören tierische und pflanzliche Phenoloxidasen und die Uricase.

Bei den **Dioxygenasen** werden beide Sauerstoffatome in das Substrat eingefügt, so daß weder Wasser noch Wasserstoffperoxid entstehen.

Bei den **Monooxygenasen** („Hydroxylasen") wird $NADPH_2$ verbraucht; ein Sauerstoffatom erscheint im oxidierten Substrat, das andere als Wasser. Ihre allgemeine Reaktionsgleichung lautet

$$\text{Substrat} + O_2 + NADPH_2 \longrightarrow \text{Substrat-OH} + H_2O + NADP$$

Ein sehr wichtiger Vertreter dieser Enzymklasse ist die **Cytochrom-P_{450}-Oxygenase**. Dieses für „Entgiftungen" in der Leber (Biotransformation) wichtige Enzym ist induzierbar: durch Barbiturate u. a. kann seine Aktivität 25-fach gesteigert werden.

8.1 Welche Rolle spielt Calcium für den Menschen?

Als anorganischer Bestandteil steht Calcium in seiner Bedeutung für den Menschen ganz oben: der 70 kg-Normalmensch enthält 1,5 kg Calcium, von dem 99 % als Calciumphosphat in der **Knochensubstanz** festgelegt sind. Die Calciummenge im **Blut** beträgt insgesamt nur 0,5 Gramm, sie wird mit 2,5 mM (9–11 mg/dl) sehr genau konstant gehalten. Der Apatit der Knochen ist ein wichtiges Reservoir bzw. ein Speicher für die Ablagerung; aber auch die intestinale Calciumresorption im Ileum und die renale Ausscheidung spielen bei der Calcium-Homöostase eine Rolle. Drei Hormone sind an seiner Kontrolle beteiligt; Parathyrin und das Vitamin D-Hormon steigern, Thyreocalcitonin senkt den Calciumspiegel.

Um die intrazelluläre Calcium-Konzentration niedrig bei etwa 1 mM zu halten, gibt es ATP-abhängige Ionenpumpen: eine Calcium/Protonen-Pumpe (1 Ca^{++} /2 H^+) und eine Calcium/Natrium-ATPase (1 Ca^{++} /3 Na^+). In der Skelettmuskulatur wird das intrazelluläre Calcium durch Einlagern in die Sarkotubuli auf 10^{-8} M eingestellt.

Die **Hauptfunktionen** des freien Calciums im Organismus sind:

- Die Mineralisierung von Knochen, Zähnen und Dentin,
- Mitwirkung bei der Blutgerinnung,
- Stabilisierung von Biomembranen,
- Signal für die Zellaktivierung (Muskelkontraktion),
- Bindung an Calmodulin (Effektor in allen Zellen).

Die **tägliche Calciumaufnahme** liegt bei 0,5 bis 0,8 g; die gleich hohe Ausscheidung erfolgt renal (15 %) und intestinal (85 %).

8.2 Welche Rolle spielt Eisen in der belebten Natur?

Eisen ist für den oxidativen Stoffwechsel aller Organismen von großer Bedeutung; der menschliche Körper des Erwachsenen hat einen Eisenbestand von 3–5 Gramm, wovon 3 g hämgebundenes O_2-Transport-Eisen darstellen (2,6 g als Hämoglobin; 0,4 g als Myoglobin).

Etwa 1 g findet man als Ferritin (0,7 g) und Hämosiderin (0,3 g) in den Eisenspeichern der Leber und Milz. Die Cytochrome der Atmungskette enthalten, für alle Zellen aufaddiert, nur 15 mg Eisen; 150 mg sitzen als Rohstoff für die Hämsynthese im Knochenmark (täglicher Umsatz etwa 15 mg). Im gesamten Blut, in der Fraktion des Transferrins, finden sich nur 4 mg Eisen; da ist es kaum verwunderlich, daß die tägliche Eisenaufnahme nur 1 mg beträgt, obwohl die normale Nahrung 10 bis 20 mg Eisen pro Tag anbietet. Das aufgenommene 1 mg ergänzt die physiologischen Verluste (Mikroblutungen, Epithelabschilferung).

1 ml Blut enthält 0,5 mg Eisen; Blutungen (Menstruation!) können also zu wesentlichen Verlusten führen. Während einer Schwangerschaft gehen etwa 300 mg Eisen von der Mutter an das Kind.

8.3 Hat Magnesium biologische Bedeutung?

Ja, – denn bei den Pflanzen ist es Zentralatom des Tetrapyrrolfarbstoffs Chlorophyll, das die Photosynthese ermöglicht. Auch bei Menschen haben wir es bei 30 Gramm Magnesium pro 70 kg Körpergewicht mit einem für den Stoffwechsel wichtigen Bestandteil zu tun. 70 % finden sich im Skelett, die restlichen 30 % vor allem in der Leber, Muskelgewebe und Zentralnervensystem. Zu 95 % ist das Mg^{++} intrazellulär, im Blut beträgt seine Konzentration nur 1 mM.

Wichtige Mg^{++}-Funktionen sind seine Beteiligung am Skelettaufbau, am Ribosomen-Aufbau (s. 14.4) und seine Bedeutung für alle enzymatischen Umsetzungen der Nucleosidpolyphosphate (wie ATP). Der Tagesbedarf von 300 mg wird vorwiegend durch Getreideprodukte und chlorophyllhaltige Gemüse gedeckt.

8.4 Welche Aufgaben haben Zink und Kupfer beim Menschen?

Zink ist mit 2 bis 4 g pro 70 kg ebenfalls ein wesentlicher Bestandteil des Organismus. Besonders zinkreiche Organe sind Hoden, Ovar und Prostata, gefolgt von Pancreasinseln und Retina. Im Blut ist das Zink zu 75 % in den Erythrozyten als Bestandteil der Carboanhydrase (CA) lokalisiert. Im gesamten Körper gibt es etwa 20 zinkhaltige Enzyme; außer der erwähnten CA sind besonders wichtig die Leber-Alkoholdehydrogenase und die Glutamatdehydrogenase. Im Rahmen der Molekularbiologie gewann Zink kürzlich an Interesse, als die sog. „Zink-Finger-Proteine" entdeckt wurden: Proteine mit Zn^{2+}-bindenden, Cystein- und Histidin-reichen Peptidschleifen. Diese Proteine verhindern den erneuten Zusammenschluß der aufgetrennten DNA-Doppelhelix. Der tägliche Zinkbedarf für den erwachsenen Menschen beträgt 10 bis 12 mg.

Der **Kupfer**gehalt des 70 kg Normalmenschen liegt bei 100 mg; im Blut finden sich nur insgesamt 6 mg. Dieses Blut-Kupfer ist fast vollständig im blaugefärbten Protein Coeruloplasmin gebunden, das als Oxidase wirkt ($Fe^{2+} \rightarrow Fe^{3+}$). Viele Enzyme enthalten essentielles Kupfer in Spuren: die Cytochromoxidase, Katalase, Peroxidase, Monoaminoxidase, Lysyloxidase und die Superoxiddismutase der Erythrozyten. Bei der Wilson-Krankheit ist die Kupferbindung an das Coeruloplasmin gestört, es kommt zur Kupferanhäufung in der Leber und im Nucleus lentiformis. Therapie: Steigerung der Kupferausscheidung durch Gaben von D-Penicillamin, einer synthetischen, schwefelhaltigen Aminosäure.

8.5 Was versteht man unter Spurenelementen?

Als Spurenelemente bezeichnet man etwa ein Dutzend von Elementen, die im lebenden Organismus in Konzentrationen von 10 nM oder geringer vorkommen und die mit den früheren „klassischen" Analysenmethoden nicht genau erfaßt werden konnten. Trotzdem sind diese Elemente lebenswichtig. Ihr Bedarf kann spezies- und organabhängig sehr unterschiedlich sein. Eisen, Kupfer und Zink wurden bereits im voranstehenden Text angesprochen; hier sollen einige weitere Spurenelemente vorgestellt werden. Die Metalle wirken vorwiegend als Katalysatoren im Enzymsystem; besonders Eisen, Kupfer, Zink und Mangan wirken, häufig kovalent gebunden, sehr spezifisch. Bei anderen Enzymen dient locker gebundenes Metall als Aktivator.

Molybdän spielt eine Rolle im Elektronenfluß mancher Flavoproteine, z. B. bei der Xanthinoxidase und der Aldehydoxidase.

Kobalt ist Zentralatom eines Tetrapyrrolfarbstoffs, der als Coenzym bei Isomerasen und Methyltransferasen wirkt. Die Zufuhr erfolgt beim Menschen in Form des Vitamins B_{12}. Der Gesamt-Kobalt-Bestand eines Menschen beträgt 1 mg!

Ein Bedarf an **Mangan** wurde für den Menschen noch nicht eindeutig nachgewiesen. Bei Tieren gibt es aber Enzyme, die zweifelsfrei Mangan enthalten (z. B. Pyruvatcarboxylase der Hühnerleber).

Selen ist ein essentieller Bestandteil der Glutathionperoxidase in den Erythrozyten; in diesem Enzym trägt eine Cysteinseitenkette Selen statt Schwefel.

Jod ist für den Menschen lebenswichtig und dient zum Aufbau der Schilddrüsenhormone Thyroxin und Trijodthyronin, bei deren Mangel es zu schweren geistigen und körperlichen Mängeln kommt. Wegen der weitverbreiteten Mangelerscheinungen wird Speisesalz heute in vielen Ländern der Welt „jodiert", d. h. so mit Natriumjodat versetzt, daß bei normaler Salzaufnahme 150 µg Jod pro Tag resorbiert werden.

Fluor ist als essentielles Element umstritten; es steht aber fest, daß Fluorgaben während der Dentition die Karies-Anfälligkeit mindern.

9.1 Wie kann man die Hormone definieren und klassifizieren?

Hormone sind in sehr geringer Konzentration wirkende Signalstoffe, die vom Organismus selbst, häufig in sogenannten endokrinen Drüsen, gebildet werden und ihr mit spezifischen Rezeptoren ausgestattetes Erfolgsorgan auf dem Blutweg (humoral) erreichen.

Nach dem **Ort ihrer Bildung** bzw. Wirkung kann man unterscheiden:
- Glanduläre Hormone (in speziellen Drüsen gebildet)
- Glandotrope Hormone (auf endokrine Drüsen wirkend)
- Gewebshormone (in unspezifischen Zellverbänden entstanden)
- Cytokine; s. 9.30.

Die **chemischen Strukturen** werden bei der Einteilung berücksichtigt:
- Proteo- oder Peptidhormone
- Steroidhormone
- Umwandlungsprodukte von Aminosäuren oder Fettsäuren.

Zur Therapie einzusetzende Hormone können in vielen Fällen durch chemische Synthese, biochemische Verfahren (z. B. manipulierte Bakterien) oder durch Isolierung aus tierischen Organen gewonnen werden.

Die grundsätzlich geforderte schnelle **Beendigung der Hormonwirkung** wird erreicht durch:
- Abkopplung vom Rezeptor
- chemischen Abbau (z. B. Proteolyse des Insulins)
- Biotransformation (z. B. Glucuronidierung)
- Inaktivierung der „second messenger" (s. 9.4–9.7).

9.2 Was weiß man über die Hormon-Wirkung am Zielorgan?

Eine plötzlich erhöhte Hormonkonzentration erreicht als Signal mit dem Blutstrom schnell alle Zellen des Organismus. Nur wenige der Hormone können die äußere Zellmembran der Zielzelle durchdringen. Das gelingt nur den lipophilen Steroidhormonen und den Schilddrüsenhormonen T_3 und T_4. Diese Hormone werden in ihren Zielzellen von spezifischen **zytoplasmatischen Rezeptorproteinen** gebunden und in den Zellkern geleitet. Die Hormon-Rezeptor-Komplexe bewirken dort die Aktivierung oder Hemmung spezifischer Gene. Das Hormon verläßt später wieder die Zelle, der Rezeptor verbleibt im Zytosol.

Die anderen Hormone – Proteine ebenso wie die kleinen modifizierten Aminosäuren – können die Zellwand der Zielzellen nicht durchdringen. Sie finden auf den **Zelloberflächen** im Zielorgan **spezifische Rezeptorproteine**. Kommen diese in Bindung mit ihrem spezifischen Liganden, so machen sie eine Konformationsänderung durch, die dann im Zellinneren eine spezifische Reaktion auslöst: im Zellinneren wird dadurch ein **„second messenger"** freigesetzt, der dann eine enzymatische Reaktion auslöst.

Als „second messenger" konnten bisher identifiziert werden:

- cyclo-AMP   cAMP   siehe 9.4
- cyclo-GMP   cGMP   siehe 9.4
- Inosit-trisphosphat IP_3 siehe 9.5
- Diacyl-glycerin   DAG   siehe 9.5
- Calcium-Calmodulin   siehe 9.6

9.3 Wie und wozu bildet der Organismus Stickstoffmonoxid?

Nachdem im Rahmen der Hormonforschung schon etliche kleine Moleküle (Katecholamine, Steroide, biogene Amine) identifiziert worden waren, kamen in den letzten Jahren mit den Eikosanoiden und den Second Messengern weitere kleinmolekulare Wirkstoffe hinzu.

Einer der neuesten und kleinsten Mediatoren ist ein gasförmiges Radikal, das aufgrund seiner biologischen Wirkung als EDRF (endothelium derived relaxing factor) schon lange gesucht war. Es handelt sich um das Molekül NO, Stickstoffoxid, das sich durch oxidative Abspaltung (benötigt werden molekularer Sauerstoff, NADPH und Tetrahydrobiopterin) aus Arginin bildet:

$$\text{Arginin} \xrightarrow[\text{O}_2, \text{H}_2\text{O}]{\text{NADPH}_2, \text{NADP}} \text{N-Hydroxyarginin} \xrightarrow[\text{O}_2, \text{H}_2\text{O}]{} \text{Citrullin} + \text{NO}$$

Wegen seiner Elektronenverteilung kann das NO-Molekül als Radikal bezeichnet werden; es ist nur für wenige Sekunden beständig.

Aufgaben findet das Stickstoffoxid als Signalsubstanz im Gefäß- und Nervensystem. Es wird von den Endothelzellen gebildet und führt über eine Vasodilatation zu einem Blutdruckabfall im Bereich der glatten Muskulatur. Im Zentralnervensystem findet es, anders als die Neurotransmitter, keinen wandständigen Rezeptor, sondern dringt in die postsynaptische Zelle ein; hier kommt es zu einem Anstieg an cGMP. Auch auf dem Gebiet der unspezifischen Abwehr scheint NO eine Rolle zu spielen, und zwar als Kampfstoff der Makrophagen. Die NO-Synthase der letztgenannten Zellen unterscheidet sich von den konstitutiven NO-Synthasen des Gefäß- und Nervensystems durch seine Calcium-Unabhängigkeit und durch Induzierbarkeit.

9.4 Was haben die G-Proteine mit cyclo-AMP zu tun?

Cyclisches 3,5-Adenosin-monophosphat, cAMP, wird aus ATP durch eine membrananständige Adenylatcyclase intrazellulär gebildet. Es bewirkt als „second messenger" die Aktivierung einer Proteinkinase und über diese dann die Stoffwechseleffekte vieler Hormone, die den „first messenger" darstellen. Durch eine Phosphodiesterase wird der Signalstoff cAMP schnell hydrolysiert; das entstehende 5'-AMP ist unwirksam. Coffein hemmt die Phosphodiesterase und kann so zu einer verlängerten Hormonwirkung führen.

Seit 25 Jahren gilt **cAMP** als „**der klassische second messenger**", über den die Stoffwechseleffekte vieler Hormone (z. B. Catecholamine, Glukagon, Parathyrin, Calcitonin, Adiuretin) vermittelt werden.

Die Suche nach weiteren „zweiten Boten" blieb lange erfolglos. Ein aus GTP gebildetes cGMP spielt nur eine untergeordnete Rolle, z. B. bei der Wirkung des natriuretischen Hormons (s. 9.11). Wichtige neuentdeckte Signalstoffe sind unter 9.2 aufgeführt.

Neu sind auch die GTP bzw. GDP bindenden **G-Proteine**, die zur Aktivierung (G_s-Proteine; s = stimulating) oder Hemmung (G_i-Proteine; i = inhibiting) der Adenylatcyclase (oder einer Phospholipase C; s. 9.5) führen können. Diese G-Proteine bestehen aus zwei Untereinheiten und enthalten im Ruhezustand GDP gebunden. Ligandenbindung an den Hormonrezeptor führt zur Abdissoziation der hemmenden β-Untereinheit. Die freie α-Untereinheit bindet dann ein GTP und steigert (G_s) bzw. hemmt (G_i) die Aktivität der Adenylatcyclase. Mit der anschließenden Spaltung des GTP tritt die hemmende β-Untereinheit wieder an das GDP-α-Protein und beendet so die modulatorische Wirkung der α-Untereinheit.

9.5 Was hat Phosphatidylinosit mit Hormonen zu tun?

Das Glycerinphosphatid Phosphatidylinosit ist als komplexes Lipid schon lange bekannt; seine amphipathische Struktur läßt in ihm einen idealen Membranbaustein vermuten. Dort findet man es auch, und zwar häufig in einer phosphorylierten Form als Phosphatidylinosit-4,5-bisphosphat, was zur Abkürzung PIP_2 geführt hat.

Diese Substanz ist neuerdings höchst interessant für die Signalübermittlung in Zellen. PIP_2 kann nämlich durch eine Phospholipase zwischen dem Glycerin und dem „ersten" Phosphat unter Freisetzung von Diacylglycerin (**DAG**) und Inosit-1,4,5-trisphosphat (**IP$_3$**) gespalten werden: damit entstehen **zwei second messenger!**

Wenn der spezifische Ligand (Hormon, Neurotransmitter usw.) an den Rezeptor auf der Zelloberfläche gebunden wird, so führt das zur Aktivierung eines G-Proteins (s. 9.4), das aber hier nicht die Adenylatcyclase, sondern eine **Phospholipase C** stimuliert. Das entstehende IP_3 bewirkt eine Ca^{++}-Freisetzung aus den Speichern im endoplasmatischen Retikulum. Die Calciumionen binden an Calmodulin und aktivieren so Calmodulin-abhängige Enzyme (s. 9.6), außerdem wird aber durch DAG und Ca^{++} eine Proteinkinase C aktiviert, die Enzyme an spezifischen Serin- oder Threoninseitenketten phosphoryliert und damit aktiviert. Solche Zielproteine sind der Insulinrezeptor, Glucosetransporter, die HMG-CoA-Reduktase oder Cytochrom P_{450}. Signalstoffe, die ihre Wirkung über PIP_2 entfalten, sind Vasopressin, Acetylcholin, TRH und Growth factors.

9.6 Was wissen Sie über das Calmodulin?

Calciumionen sind schon lange als Aktivatoren biologischer Prozesse bekannt. Für den Ablauf der Blutgerinnung ist Calcium essentiell und wird dort als „Faktor IV" bezeichnet. Seine Bedeutung für die Muskelkontraktion wurde in neuerer Zeit aufgeklärt: hier verhindert das **Calcium-bindende Protein** Troponin die Wechselwirkung zwischen Aktin und Myosin. Erst bei der Anlagerung von Ca^{++} an die TnC genannte Untereinheit ändert sich die Troponinkonformation so, daß die Hemmwirkung wegfällt: es kommt zur Kontraktion.

Ein dem Troponin sehr ähnlich gebauter Calciumrezeptor wurde kürzlich in allen Körperzellen nachgewiesen: es ist das **vier Calcium-Bindungsstellen** tragende Calmodulin vom Mol.gew. 16.700.

Der intrazelluläre Calciumspiegel ist hormongesteuert: bei der Hormonbindung an einen extrazellulären Rezeptor strömen Calcium-Ionen durch den rezeptorgekoppelten Ionenkanal in die Zelle und besetzen dort die 4 Bindungsstellen am Calmodulin, das sich nun, mit veränderter Konformation, an **Calmodulin-abhängige Enzyme** anlagert und deren Aktivität in Gang bringt.

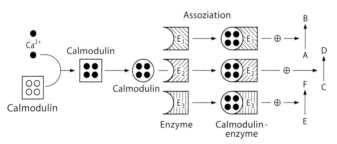

(nach Löffler G., Petrides PE (1988) Physiologische Chemie; 4. Auflage Springer, Berlin Heidelberg New York)

9.7 Geben Sie ein Beispiel für einen hormonellen Regelkreis.

Einige der endokrinen Drüsen des Menschen können ihr Hormon nur bilden und freisetzen, wenn der **Hypophysenvorderlappen** (HVL) ein entsprechendes Signal sendet, d. h. das spezifische **glandotrope Hormon** freisetzt (s. 9.22). In den letzten Jahren hat man gelernt, daß die Sekretion der glandotropen HVL-Hormone wiederum selbst von einem entsprechenden Signal aus dem **Hypothalamus** abhängig ist. Hier werden HVL-stimulierende Releasing Hormone bzw. HVL-hemmende Inhibine gebildet und zur Hypophyse geleitet.

Die beiden genannten cerebralen Schaltzentralen stehen über eine negative **Rückkopplung** (negative feedback) mit der peripheren Hormondrüse in Kontakt. Ein Beispiel: die Schilddrüse hat, stimuliert durch das Thyreoidea-stimulierende Hormon (TSH) der Hypophyse, Thyroxin an das Blut abgegeben. Diese zirkuliert nun mit dem Blutstrom durch alle Organe, kommt auch zum Hypothalamus und zur Hypophyse, wo es als Signal verstanden wird „Genügend Schilddrüsenhormon vorhanden". Die Folge: der Hypothalamus und die Hypophyse geben kein Thyreotropin releasing hormon bzw. TSH mehr frei, woraufhin die Schilddrüse auch ihre Hormonabgabe einstellt. Sind die im Blut zirkulierenden Schilddrüsenhormone verbraucht bzw. inaktiviert, so fällt die genannte Sperre weg: es gibt wieder TRH und TSH, die Schilddrüse wird wieder aktiv.

9.8 Welche jodhaltigen Hormone der Schilddrüse kennen Sie?

Die Schilddrüse, etwa 25 g schwer, weist einen hohen Jodgehalt auf: von 50 mg Gesamtjod des Körpers finden sich hier 15 mg.

Jodid wird aus dem Blut durch einen aktiven Transport-Prozeß in die Schilddrüse gebracht. Hier wird es durch „Jodase" enzymatisch zu molekularem J_2 oxidiert, das dann proteingebundene Tyrosinreste in Nachbarschaft zur Phenolgruppe jodiert. So entsteht 3,5-Dijodtyrosin neben etwas 3-Jodtyrosin. In einer komplizierten Reaktion lösen sich einige jodierte Phenolringe von ihrer im Proteinverband verbleibenden Aminosäure und werden auf den Sauerstoff anderer Dijodtyrosine übertragen: dabei entstehen, als Peptid im Thyreoglobulin fixiert, Thyroxin (T_4) und Trijodthyronin (T_3). Signale von der Hypophyse führen dann zur Hormonabgabe in das Blut.

Durch **Thyreostatika** kann die Thyroxinsynthese gehemmt werden: Salze (Perchlorat, Rhodanid) hemmen die Jodidanreicherung in der Schilddrüse, Thiouracil oder Thioharnstoff die Jodase.

Der tägliche Jodbedarf des Menschen liegt bei 150 µg. Da in vielen (Berg)Regionen der Welt das aufgenommene Trinkwasser diese Menge nicht enthält, wird heute „Jodsalz" (NaCl mit 10 mg $NaJO_3$ pro kg) zur Verwendung in Haushalten und Großküchen zum Salzen empfohlen.

Jodmangel führt zur weit verbreiteten **Hypothyreose**; diese äußert sich beim Embryo und Neugeborenen in körperlicher und geistiger Minderentwicklung: **Kretinismus**. Patienten, bei denen der Hormonmangel erst im Erwachsenenalter eintritt, erkranken an folgendem Symptomenkomplex: Struma (reaktive Schilddrüsenhypertrophie), enge Lidspalte, schleimige Einlagerungen im Unterhautgewebe (Myxödem), Bradykardie, geistige Trägheit.

Eine **Hyperthyreose** mit Überproduktion der Hormone wurde als Morbus Basedow beschrieben: Struma, Exophthalmus, Tachykardie, Abmagerung durch Grundumsatzerhöhung und nervöse Übererregbarkeit sind die Hauptsymptome. Thyroxin erhöht die Ansprechbarkeit der Gewebe auf Catcholamine und wirkt in der Atmungskette als Entkoppler.

9.9 Was ist Parathormon oder Parathyrin?

Die Nebenschilddrüsen, insgesamt 2 bis 6 Stück, sitzen paarig auf der Rückseite der Schilddrüse und haben ein Gesamtgewicht von unter 0,2 Gramm. Da sie ein für die Calcium-Homöostase wichtiges Hormon bilden, sind sie trotz ihrer Kleinheit lebenswichtig.

Das von ihnen synthetisierte Parathyrin ist ein **Protein** aus 84 Aminosäuren, das über ein Prä-prohormon und ein Prohormon gebildet wird.

Seine wichtigsten **Stoffwechselwirkungen** sind ein Anstieg des Blutcalciumspiegels und eine durch gesteigerte renale Phosphatausscheidung bedingte Abnahme der Blutphosphatkonzentration. Der Calciumanstieg kommt zustande durch eine Aktivierung der Osteoklasten und durch vermehrte Umwandlung von Calciferol in 1,25-Dihydroxycholecalciferol (DHCC) (siehe 11.12) und die dadurch vermehrte Ca^{++}-Resorption aus dem Darm.

Eine Parathyrin-Überproduktion geht einher mit erhöhtem Plasma-Ca^{++}. Durch die überaktiven Osteoklasten bilden sich Cysten in den Röhrenknochen, gefolgt von häufigen Frakturen; in der Niere kommt es zur Bildung von Calciumphosphatsteinen.

Ein **Mangel** an Parathyrin bedingt erniedrigtes Plasma-Ca^{++} (normal 2,5 mmol/L). Fällt der Wert unter 1,6 mM, so kommt es zum tetanischen Syndrom, das zu einer Dauerkontraktur bestimmter Muskelgebiete führen kann (z. B. „Geburtshelfer-Hände"); die Augenlinse bildet den grauen Star.

Ein Ausfall der Parathyrinbildung kann nicht leicht therapiert werden, da eine Synthese des großen Proteins zu aufwendig wäre; wegen der Kleinheit des Organs kommt eine industrielle Produktion von Tierhormonen nicht in Frage. Bei der industriellen Vitamin D_2-Produktion fällt ein Steroid Dihydrotachysterin an, das wie Parathyrin wirkt und als A.T 10 therapeutisch eingesetzt werden kann.

9.10 Was wissen Sie über das Hormon Calcitonin?

Calcitonin ist ein aus 32 Aminosäuren aufgebautes und aus einem Vorläuferprotein (136 AS) freigesetztes **Peptidhormon**, das als Thyreocalcitonin (TCT) in den parafollikulären C-Zellen der **Schilddrüse** gebildet wird. Möglicherweise synthetisieren auch die Nebenschilddrüsen dieses Hormon.

Calcitonin senkt das ionisierte Calcium im Blutplasma, ist also ein **Antagonist des Parathyrins.**

Das aus Lachsen isolierbare TCT hat eine etwas andere Primärstruktur als humanes TCT, ist aber beim Menschen 20- bis 40mal wirksamer. Es kommt, ebenso wie synthetisiertes TCT, zum therapeutischen Einsatz.

Die calciumsenkende Wirkung des TCT kommt durch Aktivierung der Osteoblasten zustande.

9.11 Was wissen Sie vom natriuretischen Herz-Hormon?

Das natriuretische Herzhormon (**Atriopeptin** oder **ANF** = atrialer natriuretischer Faktor) wird in den Vorhöfen des menschlichen Herzens gebildet und gespeichert. Seine Freisetzung erfolgt bei Vorhofdehnung (z. B. bei Blutvolumen-Zunahme): aus den 34 N-terminalen Aminosäuren entstehen mehrere unterschiedlich große ANFs.

Die **Wirkung** dieses „neuen" Hormons umfaßt (1) eine Förderung der Na^+- und der Wasserausscheidung, (2) eine Hemmung der hypothalamischen Adiuretinbildung, (3) eine zum Blutdruckabfall führende Entspannung der glatten Muskulatur, (4) eine Hemmung der Reninbildung in der Niere (s. 9.15) und (5) eine gehemmte Na^+-Rückresorption bei erhöhter glomerulärer Filtrationsrate (GFR). Der zelluläre Mechanismus umfaßt eine Erhöhung von cGMP. Man kann zusammenfassend sagen: AFN ist ein Antagonist von Aldosteron und Adiuretin.

9.12 Was wissen Sie vom die Blutbildung stimulierenden Hormon Erythropoietin?

Erythropoietin (EPO) ist ein vorwiegend in der Niere (zu 10 bis 15 % in der Leber) gebildetes Glykoprotein, das aus 166 Aminosäuren und größeren Oligosaccharid-Anteilen besteht. Gebildet wird es als Antwort auf eine Hypoxie. Die Hormonwirkung erfolgt, cAMP vermittelt, im Knochenmark: als Folge kommt es zu einer Vermehrung von Erythrozyten und Retikulozyten. Diesen Effekt benutzen Leistungssportler und Fußballer, indem sie vor ihrem Wettkampf ein Trainingslager in größerer Höhe aufsuchen und so die Sauerstoffbindungskapazität ihres Blutes verbessern.

Wegen seines niedrigen Molekulargewichts passiert das Hormon die Glomerulummembran und ist nur für wenige Stunden wirksam. Patienten, die mit der künstlichen Niere behandelt werden, verlieren bei dieser extrakorporalen Dialyse ihr EPO und werden dadurch anämisch. Für diese Patienten ist es sehr hilfreich, daß EPO heute gentechnisch hergestellt und therapeutisch eingesetzt werden kann. Das durch manipulierte Bakterien produzierte Polypeptid (Molekulargewicht ca. 19.000) ist Kohlenhydrat-frei, aber auch wirksam. Die gentechnische Herstellung des EPO in Kulturen tierischer Zellen liefert das zuckerhaltige Glykoprotein mit einem Molekulargewicht von 34.000.

9.13 Was versteht man unter den Catecholaminen?

Catecholamin ist eine aus dem Englischen übernommene Bezeichnung für biologische Wirkstoffe, die sich vom Tyrosin ableiten. Im Deutschen wird o-Diphenol als Brenzkatechin, im Englischen als catechol bezeichnet. Da die jetzt hier angesprochenen Wirkstoffe alle diese Struktur und außerdem ein Amin in der Seitenkette enthalten, spricht man von Catecholaminen. Während Phenole mit $FeCl_3$ eine intensive Rotviolettfärbung ergeben, zeigen die Catechol-Derivate eine intensive Grünfärbung. Diese Farbreaktion war bei der Wirkstoffisolierung sehr wichtig, und schon 1904 konnte das von der Pharmaindustrie aufgeklärte und synthetisierte Adrenalin auf den Markt gebracht werden.

Die vom Phenylalanin ausgehende **Biosynthese** verläuft über Tyrosin und Dopa; durch Decarboxylierung entsteht darauf Dopamin, dessen Hydroxylierung Noradrenalin und zusätzliche N-Methylierung Adrenalin ergibt. Als Catecholamine werden das Nebennierenmarkhormon Adrenalin und die Transmitter Noradrenalin und Dopamin zusammengefaßt.

Adrenalin ist das typische **Streß-Hormon**: neben Effekten auf den Kreislauf (Herzfrequenz ↑, Herzminutenvolumen ↑, Coronardurchblutung ↑, Blutdruck ↑) kommt es zur Mobilisierung von Energiereserven (Glykogenabbau ↑, Lipolyse ↑): all das sind gute Voraussetzungen für die Streßantwort gemäß „fright, flight or fight".

Die **Inaktivierung** freigesetzter Catecholamine erfolgt im Nervensystem weitgehend durch Wiederaufnahme (Re-uptake) in das präsynaptische Neuron; größere Hormonmengen können aber auch durch chemische Modifizierung mittels der Enzyme MAO, AO und COMT erfolgen; hierbei erscheint Vanillinmandelsäure als Endprodukt im Harn.

Bei der im Alter verbreiteten **Parkinson**-Krankheit wurde Dopaminmangel im Gehirn nachgewiesen; daraus ergab sich eine Therapie: da man den Neurotransmitter Dopamin nicht über die Blut-Hirn-Schranke hinweg bekommt, hat man eine erfolgreiche Therapie mit L-Dopa eingeleitet; dieses kann ins Gehirn gelangen und wird dort in Dopamin umgewandelt.

9.14 Was bewirken die Glucocorticoide?

In der Nebennierenrinde werden, ausgehend vom Cholesterin, zahlreiche (50!) lipidlösliche Steroidhormone gebildet, die sich in 4 Hauptklassen einteilen lassen: männliche und weibliche Sexualhormone, Mineralcorticoide und Glucocorticoide. Die Glucocorticoid-Freisetzung aus der Nebenniere steht unter der Kontrolle eines Hormons des Hypophysenvorderlappens, genannt ACTH (s. 9.22).

In den chemischen **Formeln** erkennt man die Corticoide an ihrer am C-17 stehenden HOH_2C-CO-Seitenkette, außerdem tragen sie an den Positionen 3 und 11 des Sterangerüstes Sauerstoffsubstituenten. Die beiden wichtigen Vertreter sind das **Cortisol** und das **Corticosteron**, die mit einer Tagesmenge von zusammen 20 mg produziert werden.

Bei den **Stoffwechselwirkungen** der Glucocorticoide stehen ein Proteinabbau und eine gesteigerte Gluconeogenese im Vordergrund. Im Blut kommt es zum Anstieg der freien Aminosäuren und der Glucose (evtl. Steroiddiabetes!); im Harn wird vermehrt Harnstoff ausgeschieden ($\rightarrow$ negative N-Bilanz).

Ausgeprägt ist (1) der **entzündungshemmende** Effekt der Glucocorticoide, den man therapeutisch bei Rheuma, Allergie und Insektenstichen einsetzt, und (2) eine **Immunsuppression**, die man nach Organtransplantationen ausnutzt. Die Hemmung der Lymphozytenbildung ist für die Therapie bestimmter Leukämieformen von Interesse.

Die Produktion der Glucocorticoide unterliegt einem **24 h-Rhythmus**: gegen 18 h beginnt ein starker Anstieg der Blutkonzentration, der bis in die frühen Morgenstunden anhält; tagsüber erfolgt dann ein stetiger Abfall bis 18 h. Dieser diurnale Rhythmus ist mitverantwortlich für die Umstellungsschwierigkeiten beim Übergang von Tag- und Nachtarbeit und bei Reisen über lange West-Ost-Distanzen, bei denen sich der Tagesbeginn um Stunden verschiebt.

Ein Glucocorticoid-Überangebot, häufig während einer Cortisontherapie iatrogen ausgelöst, führt zu einem typischen Erscheinungsbild, das von **Cushing** genau beschrieben wurde. Hauptsymptome sind: Stammfettsucht, Vollmondgesicht, Stiernacken, Striae.

9.15 Was wissen Sie von den Mineralcorticoiden?

Viele Nebennierenhormone, auch die „Glucocorticoid" genannten Substanzen, haben einen Einfluß auf die Na^+/K^+-Verteilung im Körper. Am stärksten ausgeprägt ist dieser Effekt beim Aldosteron. Diese C_{21}-Verbindung, die in Tagesmengen von nur 0,3 mg produziert wird, ist lebenswichtig. Bei Ausfall beider Nebennieren (Morbus Addison) kann der Körper nicht genügend Na^+ zurückhalten; ohne Hormonsubstitution kommt es u. a. zur Exsikkose, Hypertonie, Gewichtsverlust, bronzeartiger Verfärbung der Haut, zur Vergreisung und schließlich zum Tod.

Die **Struktur** des Aldosteron ist etwas ungewöhnlich: am Sterangerüst hat sich ein zusätzlicher Fünfring dadurch gebildet, daß die C-19-Methylgruppe zum Aldehyd oxidiert wurde und mit der Alkoholgruppe am C-11 ein inneres Halbacetal ausbildete.

Die **Freisetzung** des Aldosteron aus der NNR erfolgt nicht in Abhängigkeit vom HVL-Hormon ACTH (wie bei den Glucocorticoiden), sondern über den **Renin-Angiotensin**-Mechanismus. Eine in der Niere iuxta-glomerulär freigesetzte Proteinase, Renin genannt, setzt aus einem α_2-Globulin des Blutplasmas („Angiotensinogen") ein Dekapeptid „Angiotensin I" frei, das durch ACE (angiotensin converting enzyme) 2 Aminosäuren verliert und zum „Angiotensin II" wird. Dieses Oktapeptid ist die am stärksten vasokonstriktorisch wirkende Substanz; bei Hypertonie setzt man deshalb ACE-Hemmer therapeutisch ein. Angiotensin II bewirkt in der NNR die Freisetzung von Aldosteron, wird dann aber sehr schnell durch eine Angiotensinase abgebaut.

Die **Aldosteronwirkung** erfolgt vorwiegend am distalen Nierentubulus, wo Na^+ im Austausch gegen K^+ oder H^+ vermehrt rückresorbiert wird. Bei übermäßiger Na^+-Retention kommt es zum „Kochsalzödem".

9.16 Was können Sie über das Insulin berichten?

Insulin ist ein von den B-Zellen der Langerhansschen Inseln im Pankreas gebildetes Proteohormon. Insulin ist das Hormon des **anabolen** Stoffwechsels: durch Glucoseumwandlung in Glykogen bzw. – umbau in Fettsäuren werden die Energiedepots aufgefüllt.

Die **Entdeckung** des Insulins gelang erst relativ spät (1921), weil zuvor die in Pankreashomogenaten immer hochaktiven Proteasen das Proteohormon zerstört hatten. Die Proteinasen sind inaktiv, wenn man die Extraktion bei saurem pH vornimmt.

Bei der Biosynthese des Insulins werden zuerst Prä-proinsulin (107 AS) und **Proinsulin** (81 AS) gebildet; durch begrenzte Proteolyse mit Herausspaltung eines „C-Peptids" entsteht dann Insulin, das in einer Menge von etwa 15 mg im Pankreas gespeichert ist. Die **Struktur** des Insulins von Mensch und vielen Tieren besteht damit aus 2 Peptidketten (A und B mit insgesamt 51 Aminosäuren; A und B sind durch Disulfidbrücken miteinander verbunden.) Eine chemische **Synthese** der A-Kette (21 AS) und der B-Kette (30 AS) ist möglich; die Verknüpfung zum aktiven Hormon verläuft wegen der 6 aktiven Thiolgruppen nur mit extrem schlechter Ausbeute. Humaninsulin wird heute durch genetisch manipulierte Bakterien industriell hergestellt. Therapeutisch sind aber noch aus Tierpankreas isolierte Insulinpräparate im Einsatz.

Insulin bindet an einen spezifischen Membranrezeptor; die dadurch aktivierte intrazelluläre Signalkette ist erst teilweise aufgeklärt. Es kommt zur Phosphorylierung spezifischer Tyrosinreste an verschiedenen Proteinen. **Stoffwechseleffekte** des Insulins sind gesteigerte Substrataufnahme (Glucose, Aminosäuren) in Muskulatur und Fettgewebe (hier auch Fettspeicherung). In Muskel, Leber und Fettgewebe werden die Enzyme der Glykolyse „induziert", im Fettgewebe außerdem die Schlüsselenzyme der Fettsäuresynthese. In Leber und Muskulatur ist die Glykogensynthese aktiviert. Die Fettsäureoxidation, die Gluconeogenese und die N-Ausscheidung sind eingeschränkt.

Zum Diabetes mellitus s. 9.28.

9.17 Was wissen Sie vom Glukagon?

Glukagon ist ein von den A-Zellen der Langerhansschen Inseln im Pankreas gebildetes Proteohormon, aufgebaut aus 29 Aminosäuren. Bei seiner Biosynthese wird zunächst ein etwa dreifach größeres Prohormon gebildet. Die Glukagonfreisetzung aus den A-Zellen wird durch Somatostatin (s. 9.18) unterbunden.

Glukagon entfaltet seine biologische **Wirkung** vorwiegend in der **Leber** und im **Fettgewebe**. Nach Anbindung an einen extrazellulären Rezeptor bewirkt es eine Aktivierung der intrazellulären Adenylatcyclase. In der Leber, nicht in der Muskulatur, wird die **Glykogenolyse** mit der Folge eines Blutzuckeranstiegs gesteigert. Auch die Induktion der spezifischen Gluconeogenese-Enzyme (s. 5.10) wirkt in derselben Richtung.

Die **proteinkatabole** Wirkung des Glukagons führt zu einer Abnahme der Muskelmasse und des Lebergewichts; die frei werdenden Aminosäuren werden weitgehend zur Gluconeogenese verwendet.

Durch Aktivierung der **Fettgewebslipase** kommt es zu einem Anstieg der freien Fettsäuren im Blut und zur Ketonkörperbildung.

Glukagon bewirkt eine vermehrte Freisetzung von Insulin und begrenzt damit seine eigene Wirkung. Inaktiviert wird das Glukagon durch Proteolyse in der Leber.

9.18 Was ist Somatostatin und wo spielt es eine Rolle?

Der Begriff „Statin" oder „Release inhibiting hormone" wurde ursprünglich für die die Hypophyse hemmenden Hormone des **Hypothalamus** geprägt. Hier wurde auch ein aus 14 Aminosäuren aufgebautes Peptid „Somatostatin" gefunden, das die Freisetzung von Somatotropin (und auch des TSH!) hemmt und damit einen Gegenspieler des GRH (growth-hormone releasing hormone) darstellt.

Später fand man, daß dasselbe Peptid auch an verschiedenen Stellen des **Gastrointestinaltrakts** (in der Schleimhaut von Magen, Duodenum und Jejunum) gebildet wird, wo dann allerdings kein Zusammenhang mit dem Wachstumshormon des Hypophysenvorderlappens besteht.

Außerdem wird Somatostatin von den D-Zellen der Langerhansschen Inseln im **Pankreas** gebildet; seine Freisetzung wirkt hier parakrin hemmend auf die Sekretion von Insulin *und* Glukagon.

9.19 Was sind Estrogene und wo wirken sie?

Als Estrogene (bis vor kurzem noch Oestrogene genannt) bezeichnet man etwa 20 verschiedene Steroidstrukturen. Es handelt sich um das **Follikelhormon** des weiblichen Organismus; Estradiol-17ß ist die wirksamste dieser Substanzen. Die vom Cholesterin ausgehende und über Progesteron und Androgene (!) führende Biosynthese ist FSH-abhängig (s. 9.22) und läuft in der Nebennierenrinde, dem Ovar und, während der Schwangerschaft, in der Plazenta ab.

Zu den **Wirkungen** der Estrogene gehört die Förderung des Wachstums von Uterus, Ovar, Tube und Vagina. An den männlichen Fortpflanzungsorganen bewirken die Estrogene eine Wachstumshemmung, weshalb diese Substanzen bei der Behandlung des Prostatakarzinoms eingesetzt werden. Extragenital wirken die Estrogene lipidanabol und führen zu den für den weiblichen Körper typischen subkutanen Fetteinlagerungen.

Im Rahmen des weiblichen Sexualcyclus kommt es unter **FSH** zu Follikelreifung; die dabei entstehenden Estrogene bewirken im Uterus die Schleimhaut-aufbauende Proliferationsphase. Ein erhöhter Estrogenspiegel im Blut hemmt den Hypothalamus und die Hypophyse, damit keine weiteren Follikel reifen.

Zur Inaktivierung der Estrogene wird in Position 16 eine weitere HO-Gruppe eingeführt, das Estriol gelangt dann nach enzymatischer Konjugation mit Glucuronsäure oder Schwefelsäure zur Ausscheidung im Harn.

9.20 Was versteht man unter einem Gestagen?

Gestagene sind die die zweite Hälfte des weiblichen Genitalcyclus und die Gravidität („Schwangerschaftsschutzhormon") beherrschenden **Steroidhormone**; die wirksamste Verbindung unter ihnen ist das **Progesteron**. Die Progesteronbildung erfolgt, stimuliert durch das LH des Hypophysenvorderlappens (s. 9.22), im Gelbkörper des Ovars, später auch in der Placenta. Wenn in der Folge keine Schwangerschaft eintritt, kommt es zu einem Nachlassen der LH-Sekretion, zur Rückbildung des Gelbkörpers und zur Menstruation.

An der **Uterusschleimhaut** bewirken die Gestagene die Umwandlung vom Proliferationsstadium (Wachstum) in das Sekretionsstadium; außerdem wird durch sie das Wachstum der Brustdrüsen angeregt.

Inaktiviert wird das Progesteron in der Leber durch Reduktion zum Pregnandiol, das dann als Glucuronid mit der Galle und im Harn ausgeschieden wird.

9.21 Was sind die Androgene?

Androgene sind männliche Keimdrüsenhormone, die vorwiegend von den Leydigschen Zwischenzellen des Hodens, aber auch in der Nebennierenrinde und im Ovar gebildet werden. Wie alle Steroide leiten sich die Androgene vom Cholesterin ab; Progesteron ist Zwischenprodukt bei ihrer Synthese, die in Abhängigkeit vom ICSH (identisch mit LH) des Hypophysenvorderlappens (HVL; s. 9.22) erfolgt. Dieses HVL-Signal ist geschlechtsunspezifisch, wird dann aber in den Hoden in eine geschlechtsspezifische Wirkung umgesetzt. **Testosteron** wird mit etwa 10 mg/24 h freigesetzt und hat eine Hemmwirkung auf den HVL und Hypothalamus (ICSH-releasing hormone). Im Blut werden die Androgene unter Bindung an ein in der Leber gebildetes Plasmaglobulin transportiert.

Die Wirkform des Testosterons in den Zellen ist das Dihydrotestosteron. Im Genitalbereich **bewirkt** es das Wachstum der Fortpflanzungsorgane (Prostata, Vesikulardrüsen, Penis); nicht androgenabhängig sind das Hodenwachstum und die Spermiogenese. Die Ausbildung der sekundären **Geschlechtsmerkmale** (Bartwuchs, Kehlkopfwachstum) ist wiederum androgenabhägnig.

Extragenital wirken die Androgene **proteinanabol**, was zum Mißbrauch beim Doping der Sportler geführt hat. Auch das **Knochensystem** reagiert androgenabhängig; durch die vor der Pubertät von der Nebennierenrinde freigesetzten kleinen Androgenmengen kommt es zu epiphysärem Wachstum; die mit der Pubertät einsetzenden hohen Androgenabgaben bewirken dann den Epiphysenschluß und eine Calcifizierung. Eine Kastration, mit weiterlaufender Androgenbildung der Nebennierenrinde, führt zum Riesenwuchs.

Vor ihrer Ausscheidung werden Androgene durch Sulfatierung und Glucuronidierung wasserlöslich gemacht; nach Umbau des Steroids erscheinen sie in Galle und Harn als **17-Ketosteroide**.

9.22 Welche Hormone produziert der Hypophysenvorderlappen?

Die Hypophyse oder Hirnanhangdrüse ist beim Menschen etwa 1,5 g schwer; ein histologisches Übersichtspräparat läßt 3 Teile unterscheiden, die man als Hypophysenvorderlappen (HVL), -mittellappen (HML) und -hinterlappen (HHL) bezeichnet. Der HVL ist der Hauptanteil des Organs, hier werden **6 glandotrope Hormone** gebildet, die periphere Hormondrüsen zur Wirkstoffabgabe anregen. Der HVL selbst steht und hormoneller Kontrolle des Hypothalamus (s. 9.24).

Alle HVL-Hormone sind **Proteine**, einige davon Glykoproteine. Die Hormone sind:

- TSH   Thyreoidea-stimulierendes Hormon
- ACTH   Adrenocorticotropes Hormon
- FSH   Follikel-stimulierendes Hormon
- LH   Luteotropes Hormon (männlich: ICSH)
- Prolaktin
- STH   Somatotropes Hormon = Wachstumshormon

TSH bewirkt eine Freisetzung des jodhaltigen Schilddrüsenhormone, ACTH die der Glucocorticoide aus der Nebennierenrinde. FSH veranlaßt bei der Frau die Follikelreifung Ovar, beim Mann die Spermienbildung in den Sertolizellen des Hodens. Auch das LH wirkt bei beiden Geschlechtern: bei der Frau leitet es die Ovulation ein, beim Mann bewirkt ICSH die Testosteronbildung in den Leydigschen Zwischenzellen, Prolaktin fördert die Entwicklung der Brust und deren Milchbildung, außerdem ist es psychisch wirksam (Brutinstinkt).

Das **Wachstumshormon**, STH oder GH (growth hormone), wird häufig als „direkt wirkend" angesprochen. Da es in der Leber die Bildung spezifischer Peptide (Somatomedine, IGF I und II) anregt, sollte man es als „Hepatotropes Hormon" bezeichnen. Die STHs sind ausgesprochen spezies-spezifisch; menschliches STH (Mol.gew. 21.000) besteht aus einer Peptidkette; es bewirkt das Längenwachstum des Körpers; eine Überproduktion im Erwachsenenalter führt zum Krankheitsbild der Akromegalie.

9.23 Die Hormone des Hypophysenhinterlappens.

Im Hinterlappen der Hypophyse (HHL) werden **zwei Peptidhormone**, das Ocytocin und das Adiuretin (beide Mol.gew. ca. 1.000), gespeichert und sezerniert. Beide Hormone werden im Hypothalamus in Form einer hochmolekularen Vorstufe (Mol.gew. 30.000) gebildet und dann, gebunden an kleine Transportproteine (Neurophysin I und II), zum HHL geleitet, gespeichert und durch Exocytose freigesetzt.

Die Struktur der beiden HHL-Hormone ist sehr ähnlich: es sind Nonapeptide mit C-terminalen Glycinamid und einer nach Disulfidbildung zwischen zwei Cysteinresten entstandenen Ringstruktur. Ocytocin und Adiuretin unterscheiden sich voneinander nur durch den Austausch von 2 Aminosäuren.

Die physiologische Wirkung des **Ocytocins** besteht in der Wehenauslösung im graviden Uterus, wenn bei Schwangerschaftsende die ruhigstellende Wirkung des Progesterons nachläßt. Außerdem bewirkt Ocytocin die Ejektion der Milch aus der Brustdrüse, ist aber ohne Einfluß auf die Bildung der Milch.

Adiuretin ist notwendig für die letzte Phase der Konzentrierung des Primärharns, dessen Volumen von anfänglich 180 l/24 h bis zum distalen Nierentubulus bereits auf 20 l reduziert ist. Bei Fehlen des Adiuretins (manchmal auch mit Adiuretin bei fehlenden renalen Hormonrezeptoren) kommt es zum Krankheitsbild des **Diabetes insipidus**, bei dem der Patient etwa 20 l Harn pro Tag ausscheidet und dementsprechend ständig großen Durst hat.

9.24 Was wissen Sie über Hormonbildung im Hypothalamus?

Durch **Neurosekretion**, d. h. die Bildung und Abgabe von Peptiden mit 3 bis 41 Aminosäuren durch Nervenzellen, wird der Hypothalamus zur wichtigen Schaltzentrale im endokrinen System.

Die Hormone der Neurohypophyse, auch Hypophysenhinterlappen genannt, werden im Hypothalamus gebildet: **Ocytocin** und **Adiuretin** (s. 9.23).

Außerdem erfolgt hier die Bildung von gut einem Dutzend die Hormonbildung fördernder „Releasing factors" = RF bzw. Sekretionshemmende „Inhibiting factors" = IF.

Das Gonadotropin-Releasing Hormon (**GnRH**), ein Dekapeptid, bewirkt die Freisetzung von FSH und LH aus der Hypophyse.

Thyreoliberin (TRF), aus 3 Aminosäuren aufgebaut, fördert die Sekretion von TSH und Prolaktin. Die Prolaktin-Freisetzung wird durch Dopamin, die TSH-Sekretion durch Somatostatin (s. u.) gehemmt.

Die hypophysäre Freisetzung von Wachstumshormon, Somatotropin, wird durch Somatoliberin (GH-RF) gefördert und durch **Somatostatin** (GH-IF, 14 AS) gehemmt.

ACTH mit 41 Aminosäuren wird durch **Corticoliberin**-Einwirkung freigesetzt.

Melanotropin, MSH, ist ein Hormon des Hypophysenmittellappens, das die Färbung eines Organismus verändern kann. Für manche Tiere (Chamäleon, Fische) spielt es eine große Rolle, für den Menschen ist es aber bedeutungslos. Trotzdem enthält auch der menschliche Hypothalamus ein MSH-RF und ein MSH-IF.

9.25 Gibt es ein Thymus-Hormon?

Eine endokrine Funktion des Thymus wurde schon seit langem vermutet. Die Erkenntnis, daß dort aktive Hormone gebildet werden, ist relativ neu. Ein Thymosin genanntes Polypeptid vom Molekulargewicht 12.500 wurde isoliert. Aus dieser Stammsubstanz werden durch begrenzte Proteolyse verschiedene aktive Thymuspeptide freigesetzt, darunter das α-Thymosin mit 28 Aminosäuren.

Die Thymuspeptide stimulieren die Proliferation der lymphoiden Zellen und die Differenzierung eines Teils der neugebildeten Lymphozyten zu T-Lymphozyten.

Die als Antagonisten wirkenden Gonadotropine und das ACTH haben wahrscheinlich mit der Involution des Thymus zu tun.

9.26 Wieso ist Serotonin auch ein Hormon?

Serotonin ist ein von der Aminosäure L-Tryptophan abstammendes **biogenes Amin** mit der Struktur des 5-Hydroxy-tryptamin. Im Zentralnervensystem ist es als **Neurotransmitter** weit verbreitet. Da es aber auch in Milz, Lunge und im Darmtrakt gebildet wird, kann es als **Hormon** betrachtet werden.

Seine Wirkung besteht in einer Tonus-Regulierung der glatten Muskulatur der Gefäße, des Respirations- und Gastrointestinaltrakts.

Inaktiviert wird es durch die Monoaminooxidase und Aldehyddehydrogenase, so daß 5-Hydroxy-indolessigsäure als Endprodukt im Harn zur Ausscheidung kommt.

9.27 Welche Hormone steuern den Intestinaltrakt?

Der geregelte Ablauf der komplizierten Verdauungsvorgänge und deren Anpassung an das sich ständig ändernde Nahrungsangebot werden gewährleistet durch das Zusammenspiel von Nervensystem, der lokalstimulierenden Wirkung der Nahrungsbestandteile selbst und durch das autonome Nervensystem des Intestinaltrakts. Zusätzlich gibt es gut ein halbes Dutzend von **Peptidhormonen**, die die motorische und sekretorische Verdauungsarbeit koordinieren.

Die Magensaftsekretion wird durch **Gastrin**, das in verschiedenen molekularen Formen vorkommt, stimuliert. Ein häufig vorkommendes Gastrin hat 17 AS und ist manchmal sulfatiert.

Zwei Peptide, **VIP** (vascular intestinal peptide, 28 AS) und **GIP** (gastric inhibitory peptide, 43 AS) hemmen dagegen die Magensaftsekretion. Darüber hinaus ist GIP nach der intestinalen Resorption von Nahrungsglucose ein starker Aktivator der Insulin-Freisetzung. **Sekretin** (27 AS) hemmt die Gastrinfreisetzung, stimuliert selbst aber die Pancreassekretion, vor allem die Bicarbonatabgabe.

Cholecystokinin-Pankreozymin, CCK-PZ, (33 AS), stimuliert die Enzymfreisetzung des Pancreas und bringt die Gallenblase zur Kontraktion.

Motilin (22 AS) steigert die Motilität des Dünndarms, was auch für Röntgenuntersuchungen des Darms sehr nützlich ist.

Ein **Pancreatisches Polypeptid** (26 AS) hemmt die Magen- und Pancreassekretion und die Darmmotilität.

All diese Polypeptide konnten synthetisch hergestellt werden, wobei es sich zeigte, daß oft schon Partialsequenzen die volle Wirksamkeit ergeben. Dem Gastroenterologen stehen so diagnostisch und therapeutisch höchst interessante Wirkstoffe zur Verfügung.

9.28 Was ist beim Diabetes mellitus gestört?

Das Krankheitsbild des Diabetes, ausgezeichnet durch extrem große Harnmengen, war schon den alten Griechen bekannt. Nach Entdeckung des Zuckers im Harn (Willis 1679) wurde die Bezeichnung Diabetes mellitus, deutsch „Zuckerkrankheit", üblich. Erst recht spät hat man erkannt, daß im Stoffwechsel viel mehr gestört ist als die Glucosekonzentration im Blut und Harn (hier kommt es eventuell zum Verlust von mehreren hundert Gramm Glucose pro Tag). Etwa 2 % der Bevölkerung leiden heute an Diabetes mellitus, ein Erbfaktor sorgt für Weiterverbreitung.

Diabetes mellitus beruht auf einer verminderten Verfügbarkeit von oder Ansprechbarkeit auf Insulin (s. 9.16). Bei **Diabetes Typ I** („Insulin-dependent Diabetes mellitus = IDDM"), der meist Jugendliche befällt, muß tierisches oder menschliches (aus Bakterienkulturen!) Insulin parenteral verabfolgt werden. Bei **Diabetes Typ II** („Non-insulin-dependent Diabetes mellitus = NIDDM"), meist bei Erwachsenen beobachtet, wird in den Pancreasinseln vorhandenes Insulin auf normales physiologische Signale hin nicht freigesetzt; oral verabreichbare Sulfonylharnstoffe stimulieren die Sekretion; oft hat man auch mit diätetischen Maßnahmen (Reduktion des Körpergewichts) Erfolg. Mit einem neuen Therapieprinzip versucht man zusätzlich, die intestinale Glucosefreisetzung durch Acarbose, ein synthetisches Oligosaccharid, zeitlich zu verzögern.

Als **Folge des Insulinmangels** kommt es zu einer Störung der Glucoseaufnahme in die Muskulatur und das Fettgewebe, zu verminderter Glucoseverwertung über die Glykolyse, zu vermehrter Gluconeogenese und Proteolyse, zu verminderter Fettspeicherung und gesteigerter Ketogenese. Nicht selten führt die metabolische Ketose zum Coma diabeticum.

Alloxan ist ein für die experimentelle Diabetesforschung sehr wichtiges Pyrimidinderivat, das spezifisch alle insulinproduzierenden β-Zellen der Langerhansschen Inseln im Pancreas zerstört und somit die Versuchstiere schlagartig diabetisch macht.

9.29 Wie wirken die Sexualhormone in der Anti-Baby-Pille?

Die weiblichen Sexualhormone, das **Follikelhormon** (s. 9.19) und das Corpus luteum-Hormon (s. 9.20) wurden um 1930 von Butenandt in Göttingen isoliert und synthetisiert. Das erstgenannte Hormon bewirkt die Follikelreifung und den Aufbau der Uterusschleimhaut; das **Progesteron** aus dem Corpus luteum sorgt nach der Ovulation für die Sekretionsphase der Uterusschleimhaut und verhindert die Reifung weiterer Follikel.

Beide Hormone wirken aber auch auf den Hypothalamus und den Hypophysenvorderlappen, wo sie die Bildung von Releasing Hormon (s. 9.24) und den Gonadotropinen FSH und LH unterdrücken. Dieser Effekt wird seit 1960 zur **Kontrazeption** eingesetzt. Moderne „Antibaby-Pillen" enthalten z. B. 30 µg Ethinyl-Estradiol und 75 µg eines Ethinyl-substituierten Gestagens. Die beiden Acetylenreste bewirken eine verzögerte Inaktivierung durch die Leber. Diese Kombination wird über 21 Tage gegeben, es kommt zum Aufbau der Uterusschleimhaut, aber nicht zur Follikelreifung. Vom 22. Tag an wird die Hormongabe unterbrochen, was zur Abbruchblutung (Menstruation, aber ohne unbefruchtetes Ei!) führt. Ab dem 28. Tag werden dann wieder Estrogen und Gestagen gegeben. Die antikonzeptionelle Sicherheit liegt bei 100 %.

Das dem HVL übergeordnete Hypothalamushormon ist das Gonadotropin-releasing Hormon (GnRH), ein Dekapeptid. Von der Pharma-Industrie wurden über 3000 GnRH-Analoge synthetisiert, manche davon 50 bis 100 mal wirksamer als das natürliche Vorbild. Auch hier ergeben sich interessante klinische Indikationen.

9.30 Was wissen Sie über die das Immunsystem modulierenden Cytokine?

Als Cytokine faßt man eine große Zahl von hormonähnlichen Signalstoffen (häufig glykosylierte Polypeptide) zusammen, die als in vivo nur kurzlebige Modulatoren des humoralen und zellulären Immunsystems wirken. Sie regeln die Dauer und Stärke der Immunantwort; ferner steuern sie Entzündungsvorgänge und allergische Prozesse. Nach der Bindung an spezifische Rezeptoren in der Plasmamembran ihrer Zielzelle steuern sie deren DNA-, RNA- oder Proteinsynthese. Bei ihrer Einwirkung können sich Synergismen und Antagonismen ergeben. Wegen der vielseitigen Wirkungen sind die Cytokine von großer klinischer Bedeutung; einige dieser Substanzen werden heute gentechnisch erzeugt und therapeutisch eingesetzt.

Wichtige Vertreter sind die

Interleukine (bisher 12) verschiedene Peptidhormone, – nicht zu verwechseln mit den Leukotrienen (= Eikosanoide!). IL-1, von Makrophagen freigesetzt, veranlaßt Helferzellen zur Sekretion von IL-2, das dann B- und T-Lymphozyten aktiviert. IL-3 bis IL-6 stimulieren die Hämatopoiese.

Interferone: spezies-spezifische, aber virus-unspezifische Proteine, die von Virus-befallenen Zellen freigesetzt werden und andere Zellen vor Virusbefall schützen. Nach dem Bildungsort unterscheidet man 3 Typen:
- α-Interferon (aus Leukozyten),
- β-Interferon (aus Fibroblasten) und
- γ-Interferon (aus T-Lymphozyten).

Aus Zellkulturen gewonnenes Humaninterferon wird eingesetzt bei Herpes am Auge, bei Hepatitis B und bei Tumoren.

Verschiedene Growth-Factors: Nerven-NGF bei der Regeneration von Neuronen. Fibroblasten-FGF bei Wachstum von Blutgefäßen. Epithel-EGF wichtig bei der Wundheilung.

CSF (colony stimulating factors): für die Blutzellenkultur.

TNF (tumor necrosis factor): – Interferon (s. o.) führt zur Vermehrung und Aktivierung von Makrophagen, die den TNF freisetzen und damit (bei Versuchstieren) eine Nekrose von Transplantationstumoren bewirken.

10.1 Welche Abwehrmechanismen des Körpers kennen Sie?

Höhere Organismen sind in der Lage, zwischen körpereigenen und körperfremden Zellen zu unterscheiden. Für die Abwehr von Fremdstrukturen gibt es unspezifische und spezifische Mechanismen. **Unspezifisch** wirksam sind (1) das Murein (ein Glykopeptid der Bakterienwand)-spaltende Lysozym, (2) das Zellen, Bakterien oder Viren auflösende Komplement-System, (3) das vor Virusbefall schützende Interferon und (4) die zelluläre Phagozytose durch Makrophagen und Leukozyten.

Spezifische Immunreaktionen bilden sich erst nach Kontakt mit einem körperfremden Antigen, wobei Polypeptide, Polysaccharide oder Nucleotidsequenzen als **antigene** Determinanten wirken. Größere Antigen, wie z. B. Proteine, sind häufig polyvalent, d. h. sie haben mehrere antigen wirkende Epitope. Kleine, selbst nicht antigen wirkende Substanzen können antigen werden („Haptene"), wenn sie an ein Makromolekül gebunden werden.

Wenn Antigene in den Körper eines Vertebraten gelangen, so führt das zur Bildung spezifischer **Antikörper**. Dabei werden **B-Lymphozyten** in Plasmazellen umgewandelt, die daraufhin mit der Synthese und Sekretion der Antikörper (γ-Globuline, Immunglobuline) beginnen. Man unterscheidet 5 Klassen dieser Immunglobuline und bezeichnet sie mit IgA, IgD, IgE, IgG und IgM (s. 10.3).

Die zelluläre Immunität wird durch Fremdzellen hervorgerufen und besteht in der Produktion von Antigen-spezifischen Klonen von **T-Lymphozyten**.

Ein einmaliger Kontakt mit einem löslichen Antigen führt zur Bildung von B-Lymphozyten mit spezifischen Antikörpern auf der Zelloberfläche. Bei einem Zweitkontakt mit demselben Antigen kommt es zu intensiven Teilungen dieser geprägten Zellen und zur Massensekretion löslicher Immunglobuline, die das eingedrungene Antigen dann als Ag-Ak-Komplex neutralisieren.

10.2 Welche Zellen des Immunsystems kennen Sie?

Die von den Stammzellen des Knochenmarks gebildeten Lymphozyten durchlaufen zum Teil den Thymus und werden dabei zu **T-Lymphozyten**, die zukünftig für die zelluläre Immunabwehr verantwortlich sind. Die T-Zellen zerstören infizierte Zellen und Fremdgewebe, wie Transplantate und auch Tumorzellen; sie tragen auf ihrer Oberfläche die sogenannten **T-Zell-Rezeptoren**, die aus 2 membrangebundenen Proteinketten bestehen und als eine Einheit gegen bestimmte Antigene gerichtet sind. Es gibt etwa 10 Millionen verschiedene Rezeptoren. Kommt es zum Kontakt mit ihrem komplementären Antigen, wobei gleichzeitig noch ein MHC-Protein (Histokompatibilitäts-Komplex) vorhanden sein muß, so wird die Zelle durch die zytotoxischen T-Lymphozyten zerstört. Auch die vor allem gegen Tumorzellen gerichteten NK-Zellen (**Natural Killer Cells**) gehören zu den T-Zellen, ferner die sogenannten Memory-Zellen und Helfer-Zellen. Letztere stimulieren die andere Gruppe von Lymphozyten, die sogenannten **B- Lymphozyten**, die ihre Prägung im Bursa Fabricii-Äquivalent bekommen haben und deren Aufgabe es ist, sich nach Kontakt mit ihrem Antigen zu Plasmazellen zu differenzieren und die Massenproduktion spezifischer **löslicher Antikörper** aufzunehmen.

10.3 Wie ist ein Antikörper aufgebaut?

Die als γ-Globuline im Blutplasma vorhandenen humoralen Antikörper lassen sich in 5 Klassen einteilen, die als IgA, IgD, IgE, IgG und IgM bezeichnet werden. Alle diese Immunglobuline (Ig) bestehen aus vier Polypeptidketten: 2 schweren H(eavy)-Ketten und 2 leichten L-Ketten, die, durch Disulfidbrücken miteinander verbunden, eine **Y-artige Struktur** ergeben. Die beiden Gabelenden des „Y" werden durch die N-terminalen Enden der **H- und L-Ketten** gebildet und stellen die spezifisch strukturierte Antigen-Bindungsstelle dar. Jeder Antikörper ist also bivalent. Wenn man ein Immunglobulin mit der pflanzlichen Protease Papain spaltet, so erhält man 3 Proteinfragmente: die beiden Antikörper-bindenden Fab-Fragmente und das Fc-Fragment (den Stamm des Y), das an jedem der H-Kettenstücke ein verzweigtes Oligosaccharid trägt.

Die IgG, Mol. gew. 150.000, kommen zu etwa 1,5 % im Plasma vor; die Konzentration der anderen Ig-Klassen liegen erheblich darunter. Die IgA bilden durch Verknüpfung am Fc-Ende Bi- bzw. Trimere; sie kommen in Sekreten vor. IgM sind Pentamere und erscheinen als „Früh-Antikörper". IgE sind bei allergischen Reaktionen und parasitären Infektionen vermehrt.

Die **Biosynthese** der Ig verläuft am endoplasmatischen Retikulum der Plasmazellen; am Golgi-Apparat werden die Zuckeranteile vervollständigt. Die fertigen Ig können dann in Vesikeln gespeichert werden.

Bei der Strukturaufklärung der L-Ketten haben Plasmozytom-Kranke eine große Rolle gespielt: sie scheiden im Harn das sogenannte Bence-Jones-Protein aus, das sich als reines L-Ketten-Protein erwies.

Als **monoklonale Antikörper** bezeichnet man in vitro hergestellte Immunglobuline, die nur gegen ein Epitop gerichtet sind. Man gewinnt sie durch Fusion von isolierten, Antikörper-produzierenden Milzzellen mit tierischen Myelomzellen. Die Verschmelzung der beiden Zelltypen liefert Zellhybride, die in der Zellkultur oder auch nach Rückübertragung in ein Versuchstier unbegrenzt monoklonale Antikörper produzieren.

11.1 Erläutern Sie den Begriff „Vitamin".

Für eine vollwertige Ernährung tierischer Organismen sind außer Proteinen, Fetten, Kohlenhydraten, Mineralstoffen und Wasser gewisse organische Verbindungen in kleiner Menge zusätzlich erforderlich. Hopkins (1908) nannte sie „accessorische Nährstoffe", Funk (1911) bezeichnete sie als „Vitamine"; letzterer Begriff wurde übernommen, obwohl die meisten Vitamine keine Aminogruppen enthalten.

Vitamine sind **organische Substanzen**, die selbst oder als umwandelbare Vorstufen („Provitamine") in **mg-Mengen täglich** mit der Nahrung aufgenommen werden müssen. Sie werden, meist nach geringfügiger Modifizierung ihrer Struktur, im Zellstoffwechsel als **Coenzyme** wirksam.

Nach ihrer Löslichkeit unterteilt man die Vitamine in 2 Gruppen:

Fettlöslich		Wasserlöslich	
Retinol	A		
		B_1	Thiamin
		B_2	Riboflavin
		B_3	Niacinamid
		B_6	Pyridoxin
		B_{12}	Cobalamin
			Pantothensäure
			Folsäure
		C	Ascorbinsäure
Calciferol	D		
Tocopherol	E		
		H	Biotin
Phyllochinon	K		

11.2 Was wissen Sie über Thiamin (oder Aneurin)?

Aneurin wurde 1897 als **erstes Vitamin** entdeckt und beschrieben; es verhindert bzw. heilt die Beriberi.

Beriberi ist eine im asiatischen Raum weit verbreitete Volkskrankheit, die sich mit schweren neuromuskulären Symptomen äußert. Befallen werden vor allem Angehörige armer Bevölkerungsgruppen, die sich vorwiegend mit Reis ernähren. Ende des 19. Jahrhunderts erkannte Eijkman, ein junger holländischer Tropenarzt, daß diese Krankheit, die auch Reis-essende Europäer befällt, etwas mit dem damals modernen „Polieren" der Reiskörner zu tun hatte. Seine in Gefangenenlagern gemachte Beobachtung konnte er im Tierexperiment bestätigen: bei Aufnahme von unpoliertem „Naturreis" tritt Beriberi kaum auf. Aus den beim Reis-Polieren anfallenden Siberhäutchen konnte Eijkman durch Auskochen einen hochpotenten und schnell wirkenden Beriberi-Heilstoff gewinnen. Dieser enthielt, da gegen Beriberi wirksam, den Namen „Vitamin B".

Die **Strukturaufklärung** des Wirkstoffs, bald gefolgt von einer Synthese, dauerte 40 Jahre, und es vergingen weitere 20 Jahre, bevor man den Wirkungsmechanismus dieses Vitamins verstand. Das heute Thiamin genannte Molekül enthält eine Ethanol-Seitenkette, die mit Pyrophosphorsäure verestert werden muß. Thiamindiphosphat, TPP, ist als **Coenzym** wirksam: an seinen Thiazolring angelagerte Aldehyde sind „aktiviert" und werden im intermediärstoffwechsel übertragen. TPP-abhängige Enzyme sind die Transketolase im Pentosephosphatcyclus und die α-Ketosäure-Dehydrogenasen (z. B. Pyruvat $\rightarrow$ Acetyl-CoA oder α-Ketoglutarat $\rightarrow$ Succinyl-CoA).

Der **Tagesbedarf** an Thiamin liegt bei 1 mg. In Europa tritt die Beriberi auch bei reichlicher Aufnahme von poliertem Reis nicht auf, da andere Lebensmittel (Brot, Gemüse, Fleisch) ausreichend Vitamin B_1 enthalten. Starkes Erhitzen (z. B. Autoklavieren) zerstört Thiamin.

11.3 Was ist das heute Riboflavin genannte Vitamin B_2?

Als man das die Beriberi heilende „Vitamin B" in verschiedenen Nahrungsmitteln gefunden hatte und mit reisgefütterten Tauben auch ein biologischer Test für diese Verbindung zur Hand war, stellte man fest, daß die Beriberi-verhütende Wirkung z. B. eines Hefe-Extraktes beim Autoklavieren verloren ging, daß dieser Hefe-Extrakt nach dem Erhitzen aber immer noch andere positive Wirkungen besaß. Jetzt unterschied man zwischen dem hitzelabilen „Vitamin B_1" und einem noch unbekannten hitzestabilen „Vitamin B_2". Unter der letztgenannten Fraktion verbargen sich mehrere Wirkstoffe, die heute noch manchmal zur „Vitamin B_2-Gruppe" zusammengefaßt werden.

Als erster Wirkstoff dieser Gruppe wurde von Kuhn das Laktoflavin aus Milch isoliert und als Vitamin B_2 bezeichnet. Da andere Forschergruppen ebenfalls gelbe Wirkstoffe aus anderen Quellen isolierten (Ooflavin, Hepatoflavin), hat man sich auf die Bezeichnung Riboflavin geeinigt.

Die ermittelte Struktur konnte durch die Synthese bewiesen werden: an einen dreikernigen Heterocyclus, Isoalloxazin genannt, ist der fünfwertige Alkohol **Ribit** unter Wasseraustritt gebunden. Es handelt sich hier nicht um eine Ribose! Das Vitamin ist lichtempfindlich, seine oxidierte Form zeigt eine intensive gelbgrüne Fluoreszenz.

Zwei Coenzyme leiten sich vom Riboflavin ab: durch Phosphorylierung der endständigen Alkoholgruppe des Ribits entsteht „**FMN**" (Flavinmononucleotid), durch Anbindung von ADP an dieselbe Stelle des Vitamins erhält man „**FAD**" (Flavin-adenin-dinucleotid). Beide Coenzyme kommen als prosthetische Gruppe zahlreicher Oxidoreduktasen vor, die als Flavoproteine zusammengefaßt werden.

In vielen Nahrungsmitteln ist Riboflavin ausreichend vorhanden; der **Tagesbedarf** des Menschen liegt bei 1 mg; spezifische Ausfallerscheinungen sind nicht bekannt.

11.4 Was ist Niacinamid – auch Vitamin B₃ genannt?

Niacinamid ist ein wasserlösliches Vitamin der B_2-Gruppe.

Pellagra ist eine Krankheit, die noch im ersten Drittel unseres Jahrhundert alljährlich große Teile der ärmeren Bevölkerung auf dem Balkan, in Italien und in den Südsaaten der USA erfaßte. Meist handelte es sich bei den Erkrankten um Arbeiter, die in der **Maisernte** tätig waren. Die Hauptsymptome der Erkrankung sind eine Entzündung und Hyperpigmentierung der Haut, vor allem an Körperstellen, die mit dem Licht in Kontakt kommen (**Dermatitis**), Durchfall (**Diarrhoe**) und geistige Unterentwicklung (**Dementia**) [Merke: 3 D!]. Allein in den USA starben jährlich von 100.000 Erkrankten etwa 10 %. Nach den großen Erfolgen bei der Beriberi mit Thiamin und bei Scorbut mit Ascorbinsäure starteten die Amerikaner 1917 ein finanziell gut unterstütztes Programm zur Aufklärung der Pellagra – aber es fand sich kein geeignetes Tiermodell, und die Lösung kam erst 1937.

Der **Tagesbedarf** an Niacin liegt bei 10 bis 25 mg. Das Vitamin findet sich in fast allen heute in Europa üblichen Nahrungsmitteln. Unter einer Tuberkulosetherapie mit Isonikotinsäurehydrazid (INH) ist der Bedarf an Nikotinsäureamid erhöht (kompetitive Hemmung!).

Nikotinsäureamid, heute meist Niacinamid genannt, war schon seit 1867 bekannt, – und dieser Stoff erwies sich jetzt als das gesuchte Vitamin B_3! Die Substanz wird zum Aufbau der Coenzyme **NAD** und **NADP** benötigt und ist damit wichtig für alle Zellen.

Der frühe Befund, daß sich Leute, die sich ausschließlich mit Mais ernähren, an Pellagra erkranken, ist heute auch geklärt: Mais enthält neben Stärke ein Protein, Zein, in dem die Aminosäuren Tryptophan und Lysin fehlen. Vom Tryptophan führt ein komplizierter Stoffwechselweg zum Niacin: L-Tryptophan ist also ein „**Provitamin**"; beim Abbau von 60 mg Tryptophan kann 1 mg Niacin gewonnen werden.

11.5 Was versteht man unter Pyridoxin?

Das Pyridin-Derivat Pyridoxol und sein Phosphatester wurden 1936 in mehreren Labors als wirkungsvoller Bakterienwuchsstoff identifiziert; da der Substituent in para-Stellung zum Ringstickstoff manchmal als primärer Alkohol (Pyridoxol), manchmal aber auch als Aldehyd (Pyridoxal) oder Aminomethylgruppe (Pyridoxamin) gefunden wurde, faßte man alle diese biologisch wirksamen Derivate als „**Pyridoxin**" zusammen.

Eine Bedeutung für den Menschen wurde zunächst nicht erkannt. Das ist überraschend, denn das vom „$_{Vitamin}$ $_\bullet$ 6" abgeleitete **Coenzym, Pyridoxal-5-phosphat**, ist für viele Reaktionen im Intermediärstoffwechsel der Aminosäuren essentiell: für Transaminierungen, für Decarboxylierungen und für Umwandlungen an der Seitenkette der Aminosäure. Man kennt heute über 40 PLP-abhängige Reaktionen.

Pyridoxol wird von Mikroorganismen (auch der Darmflora!) und von Pflanzen gebildet und ist in der Natur weit verbreitet. Der **Tagesbedarf** des Menschen liegt bei 1 mg; bei starker Proteinaufnahme ist er erhöht.

11.6 Was wissen Sie vom Vitamin B_{12}, dem Cobalamin?

Das Vitamin B_{12} ist eine komplizierte kobalthaltige Tetrapyrrolstruktur.

Ein oft resorptionsbedingter Mangel an diesem Vitamin bewirkt eine eindrucksvolle Krankheit: die **perniziöse Anämie**, die innerhalb weniger Monate unter neurologischen Symptomen zum Tode führt. 1926 beschrieben Minot und Murphy, daß solche todgeweihten Patienten am Leben bleiben, wenn sie fortlaufend größere Mengen roher Leber verabreicht bekommen. Zur Anämieverhütung ist außer dem mit der Nahrung zugeführten „extrinsic factor" ein vom gesunden Magen produzierter **„intrinsic factor"**, ein Glykoprotein, erforderlich. Dieses verbindet sich mit dem Vitamin zu einem Proteinase-resistenten Komplex, der erst im unteren Ileum zur Resorption kommt.

Die sehr komplizierte Struktur des Cobalamins konnte 1964 mittels ganz neuartiger Röntgenverfahren aufgeklärt werden. Das stark substituierte Tetrapyrrolsystem (ein **Corrin**-Derivat mit 3 Methinbrücken – kein Porphyrin!) hat ein zentrales Kobaltatom. Die chemische Synthese des Vitamins ist gelungen, ist aber so aufwendig, daß mikrobiell hergestellte Präparate den Markt beherrschen.

Cobalamin ist das einzige Vitamin, das nicht von Pflanzen synthetisiert wird. Es wird nur von bestimmten Mikroorganismen gebildet und findet sich in kleinen Mengen in einigen tierischen Organen (Leber, Muskulatur, Eigelb).

Der **Tagesbedarf** für den Menschen liegt bei 1 µg! Als **Coenzym** wird Vitamin B_{12} an zwei Stellen gebraucht: bei gewissen Methylierungsreaktionen und bei der Isomerisierung von Kohlenstoffketten, z.B.

$$\text{Methylmalonyl-CoA} \rightleftharpoons \text{Succinyl-CoA,}$$

die beim Abbau der verzweigtkettigen Aminosäuren und ungeradzahliger Fettsäuren (Propionyl-CoA ergibt durch Carboxylierung Methylmalonyl-CoA) vorkommen.

11.7 Welche Rolle spielt die Folsäure für den Menschen?

Die Folsäure ist ein wasserlösliches, der Vitamin B_2-Gruppe zugehöriges Vitamin.

Folic acid heißt zu deutsch Blättersäure – das Vitamin wurde in grünen Blättern gefunden, als man nach Anämie-heilenden Faktoren suchte. Da es in der Natur weit verbreitet vorkommt, sind ernährungsbedingte Mangelkrankheiten nicht bekannt. Wahrscheinlich wird ein Teil des Folsäure-Bedarfs durch Darmbakterien gebildet.

Die **Struktur** der Folsäure läßt 3 Bausteine erkennen: ein Pteridinderivat (ein guaninähnlicher bicyclischer Heterocyclus), die para-Aminobenzosäure und eine L-Glutaminsäure. Mikroorganismen können das Pteridin durch Umwandlung des Guanins herstellen und sind, da sie Glutaminsäure natürlich verfügbar haben, nur auf die Zufuhr der p-Aminobenzosäure angewiesen.

NADPH-anhängig entsteht in zwei Reduktionsschritten erst Dihydrofolsäure und dann Tetrahydrofolsäure, die das für viele Reaktionen wichtige **Coenzym** darstellt. Dieses oft als FH_4 geschriebene Coenzym aktiviert C_1-Reste wie Methylgruppen, Methanol, Formaldehyd und Ameisensäure; die am Coenzym gebundenen C_1-Reste können ihren Oxidationsgrad durch Enzymeinwirkung ändern. Wichtig sind die aktivierten C_1-Gruppen für die Biosynthese der Purine und den Intermediärstoffwechsel zahlreicher Aminosäuren.

Im Zusammenhang mit der Folsäure spielen einige synthetisch gewonnene „**Antivitamine**" eine Rolle. Sulfonamide verdrängen die p-Aminobenzosäure bei der Folsäure-Biosynthese der Bakterien und wirken so bakteriostatisch. Substituierte Folsäuremoleküle, z. B. Aminopterin, verhindern die Nucleinsäurebiosynthese und hemmen so die Vermehrung schnellwachsender Tumoren. Das Leben von Lymphogranulomatosekranken kann durch diese Medikamente um etwa 5 Jahre verlängert werden.

11.8 Was ist die Pantothensäure?

Die Pantothensäure ist eine aus zwei ungewöhnlichen Säuren zusammengesetzte Verbindung: ß-Alanin und die α,γ-Dihydroxy-ß, ß-dimethylbuttersäure („Pantoinsäure") sind unter Wasseraustritt miteinander verbunden. Die wasserlösliche Verbindung wird den Vitaminen der B_2-Gruppe zugerechnet.

Penthothensäure:

2,4-Dihydroxy-3,3-di-methylbuttersäure | β-Alanin

$$OH-CH_2-\underset{\underset{CH_3}{|}}{\overset{\overset{CH_3}{|}}{C}}-\underset{\underset{OH}{|}}{CH}-\overset{\overset{O}{\|}}{C}-NH-CH_2-CH_2-COO^-$$

Pantothensäure wird von Pflanzen und Mikroorganismen synthetisiert und ist in der Natur **weit verbreitet**. Wahrscheinlich ist auch die Darmflora an der Versorgung des Menschen mit Pantothensäure beteiligt. Der Tagesbedarf liegt bei einigen mg. Spezifische Mangelerscheinungen sind nicht bekannt. Pantothensäure ist am Aufbau des **Coenzyms A**, der auch in tierischen Organismen abläuft, beteiligt.

11.9 Was wissen Sie vom Vitamin C, der L-Ascorbinsäure?

Vitamin C ist ein wasserlöslicher Nahrungsbestandteil, dessen Fehlen zum lebensbedrohenden Skorbut führt.

Skorbut war schon im Mittelalter sehr gefürchtet: auf den Kreuzzügen und den Entdeckungsfahrten der Seefahrer starben viele der Teilnehmer an dieser Krankheit. Hier die Hauptsymptome: Zahnfleischbluten, Zahnausfall, schwere innere Blutungen, Tod. – In der englischen Navy kam der Skorbut unter Kontrolle, als man im 18. Jahrhundert anordnete, daß alle auslaufenden Schiffe Zitrusfrüchte oder Sauerkraut an Bord haben sollten.

Die gezielte Suche nach einem „Anti-Skorbut-Vitamin" konnte 1912 beginnen, als man zufällig gefunden hatte, daß Meerschweinchen wie der Mensch an Skorbut erkranken. Die anderen Labortiere (Ratten, Mäuse, Hunde) bilden sich nämlich ihre eigene Ascorbinsäure, – nur Menschen, Primaten und Meerschweinchen sind gefährdet!

Die Skorbut-verhindernde Ascorbinsäure findet sich in fast allen **Früchten** und Gemüsen; besonders reich sind Paprika und Zitrusfrüchte. Es handelt sich um eine gut wasserlösliche C_6-Verbindung, den Zuckern ähnlich. Tatsächlich konnte ihre Biosynthese auf die D-Glucose zurückgeführt werden. Über UDPG, D-Glucuronsäure und L-Gulonolakton entsteht die L-Ascorbinsäure; die letzte Dehydrogenase fehlt den oben genannten, Vitamin C-abhängigen Spezies.

Biochemisch kommt die Ascorbinsäure als **Coenzym** spezifischer Hydroxylasen zum Einsatz, die besonders für die Steroidumwandlungen (Nebennierenrinde) und die Kollagenbildung (Bindegewebe, Gefäße) wichtig sind.

Die zur Skorbut-Vehütung notwendige **Tagesmenge** liegt bei 75 mg; aufgrund von vergleichenden Untersuchungen zur Vitamin C-Biosynthese im Tierreich fordert L. Pauling Tagesdosen von über 10 Gramm!

11.10 Was ist Biotin – auch Vitamin H genannt?

Vitamin **H** bekam diese Bezeichnung, als man die Haut- und Haar-Störungen, die bei Fütterung mit rohem Hühnereiweiß auftreten (raw egg disease), mit dem neuen Vitamin heilen konnte; heute ist die Bezeichnung als „Biotin" gängiger.

Biotin besitzt zwei miteinander verbundene heterocyclische Fünfringe und eine Valeriansäure-Seitenkette (C_5):

$$\text{Biotin-Strukturformel}$$

Synthetisiert wird Biotin von Mikroorganismen und Pflanzen, in denen es in freier Form vorliegt; im Gegensatz dazu ist Biotin in tierischen Geweben als prosthetische Gruppe an eine Lysylseitenkette bestimmter Proteine gebunden. Diese Proteine wirken als **Carboxylasen** CO_2-fixierend (z. B. Pyruvat → Oxalacetat, Acetyl-CoA → Malonyl-CoA, Propionyl-CoA → Methylmalonyl-CoA).

Da Biotin in der Natur **weit verbreitet** ist, gibt es kaum einen nahrungsbedingten Mangel – zumal die Darmflora an der Biotinversorgung großen Anteil nimmt; es wird normalerweise mehr Biotin ausgeschieden als mit der Nahrung aufgenommen wurde.

Ein spezifischer Biotinmangel wird aber leicht durch Fütterung des rohen Hühnereiklar vorhandenen Glykoproteins **Avidin** erreicht, das mit hoher Affinität Biotin bindet und, da der Komplex proteaseresistent ist, zur intestinalen Ausscheidung bringt. Rohe Eier sind also, im Übermaß genossen, schädlich.

11.11 Warum ist Carotin für den Menschen wichtig?

Die 4 „fettlöslichen" Vitamine sind ihrer Struktur nach den Polyisoprenen zuzuordnen. Sie sind durch Polymerisation der C_5-Vorstufe „aktives Isopren" (siehe 6.6) entstanden. Zu den Polymeren gehören auch die Carotine: C_{40}-Verbindungen, die an beiden Enden einen Iononring tragen. Das in der Natur als Pflanzenfarbstoff weit verbreitete ß-Carotin ist ein „**Provitamin A**": im Darm wird es gespalten in 2 C_{20}-Hälften, genannt Retinal.

Als Vitamin A bezeichnet man den entsprechenden Alkohol, Retinol. Das Vitamin kann in 3 Oxidationsstufen auftreten: als Retinol, als Retinal und Retinsäure. Der Tagesbedarf des Erwachsenen liegt bei 1,5 mg; ohne Fett in der Nahrung wird es nicht aus dem Darm absorbiert! Vitamin A kommt nur im Tierreich vor, reiche Quellen sind Leber und Lebertran. In Pflanzen (Gemüse) weit verbreitet ist das Provitamin ß-Carotin, das unseren Vitamin A-Bedarf deckt.

In der Leber ist Vitamin A in großer Menge als Fettsäureester gespeichert; eine Esterase setzt es frei. **Retinol** wirkt als **Epithelschutz**-Vitamin: sein Mangel bedingt Versiegen der Tränensekretion ($\rightarrow$ Keratomalacie = Erblindung durch Corneatrübung) und der Vaginaldrüsen ($\rightarrow$ Sterilität). Das Vitamin, all-trans-Retinol, kann zum Aldehyd all-trans-**Retinal** oxidiert und dann zum 11-cis-Retinal isomerisiert werden. Das ist der lichtempfindliche Teil des **Sehpurpurs** (Kopplung an das Protein Opsin). Belichtung bewirkt Rückverwandlung in die all-trans-Form und Spaltung; Vitamin A-Mangel äußert sich früh in Nachtblindheit! Industriell hergestellte Retinsäure wird zur Behandlung von Akne erfolgreich eingesetzt; die Säure ist aber möglicherweise cancerogen.

Ein **Zuviel** an **Vitamin A**, hin und wieder beobachtet bei Polarforschern nach Genuß von Eisbärleber, wirkt toxisch: Benommenheit, Hautabstoßung, Haarausfall und Knochenbrüche treten auf. Eine Vergiftung über das Provitamin Carotin kommt nicht vor!

11.12 Warum nennt man Calciferol ein „Vitamin D-Hormon"?

Die Struktur des für die Skelett-Mineralisierung wichtigen Calciferols leitet sich vom Cholesterin ab. Der Wirkstoff kann als **Vitamin** mit der Nahrung aufgenommen oder aber durch UV-Licht aus dem Provitamin 7-Dehydro-cholesterin in der Haut gebildet werden (**Hormon!**).

Calciferolmangel führt zur **Rachitis**, einem bei Kleinkindern auftretenden Krankheitsbild mit eindrucksvollen Veränderungen am ganzen Körper. Schädeldeformierungen, Zahnstörungen, Wirbelsäulenskoliose, Birnenthorax, Epiphysenverdickungen, verengtes Becken und X- oder O-Beine.

Der **Tagesbedarf** an Vitamin D liegt bei 10 μg, wobei Fischlebertran das einzige nennenswerte natürliche Vorkommen ist. Rachitisprophylaxe kann mit Lebertran, mit synthetischem Vitamin D_2 (hergestellt durch UV-Bestrahlung des Ergosterins aus Pilzen) oder durch Sonnenbestrahlung der unbekleideten Haut durchgeführt werden.

Das in der Haut vorhandene **Provitamin** 7-Dehydro-cholesterin geht unter UV-Einwirkung über Praecalciferol über in Cholecalciferol (Vitamin D_3). Durch zwei Hydroxylierungen in der Leber ($\rightarrow$ 25-HCC) und der Niere ($\rightarrow$ 1,25-DHCC) entsteht das wirksame Coenzym 1,25-Dihydroxy-cholecalciferol, das die Osteoblasten aktiviert und in der Darmmucosa ein Calcium-resorbierendes Protein induziert.

Auch Vitamin D kann **toxisch** sein: eine längerzeitige Überdosierung führt zu irreversiblen Calciumablagerungen in Herzklappen, Muskulatur und Nieren.

7-Dehydrocholesterin
a

$\xrightarrow{U.V.}$

Cholecalciferol
b

11.13 Was weiß man vom fettlöslichen Vitamin E?

Unter dem Oberbegriff Vitamin E verbergen sich mindestens 7 sehr ähnliche **Tocopherol**-Strukturen, alles polyisoprenoide Chinonstrukturen. Trotz seiner vielfältigen Wirkungen am Reproduktionsapparat und an der Muskulatur weiß man nichts über den genauen Angriff des Vitamins oder ein abgeleitetes Coenzym.

Ein **Fehlen dieses Vitamins** führt bei Nagern zur Unterbrechung der Schwangerschaft („Resorptionssterilität") und zur Degeneration des Hodenepithels. Außerdem kommt es zu einer Hypotrophie der Skelettmuskulatur, die auch im histologischen Bild starke Degeneration erkennen läßt.

Natürliches **Vorkommen** der Tocopherole ist am eindrucksvollsten in keimenden Körnern, z. B. Weizen- oder Sojakeimlingen. Der Tagesbedarf wird für den Erwachsenen mit 10 bis 20 mg angegeben; eine Wirkung als Antioxidans wird diskutiert.

α-Tocopherol

11.14 Was wissen Sie vom Vitamin K?

Vitamin K oder **Phyllochinon** ist ein von Mikroorganismen (auch der Darmflora!) und Pflanzen synthetisiertes fettlösliches Polyisopren. In mehreren Vitaminen findet sich immer die Grundstruktur eines 3-Methyl-naphthochinon-1,4, an die lange Isoprenketten (C_{20} bis C_{30}) angeheftet sind.

Bei einem **Mangel** an Vitamin K kommt es zu **Störungen der Blutgerinnung**. In Abwesenheit von Vitamin K werden 4 verschiedene Proteine aus der Gerinnungskaskade (15.7) in der Leber in nicht voll aktiver Form synthetisiert. Der Phyllochinon-Wirkungsmechanismus: die reduzierte Form des Vitamins aktiviert CO_2, das dann durch eine **Carboxylase** zur Carboxylierung bestimmter proteingebundener Glutamatreste verwendet wird. Es bildet sich dabei die Monoaminotricarbonsäure γ-Carboxy-glutamat, die notwendig ist, damit die Gerinnungsfaktoren II, VII, IX und X Calcium binden können.

Theoretisch interessant und therapeutisch bedeutend sind einige natürliche und synthetisch hergestellte **Antivitamine**. Gras enthält Cumarin; es bedingt den typischen Geruch eines frisch geschnittenen Rasens. Das bei der Heubildung aus Cumarin entstehende Dicumarol verdrängt das Vitamin K. Synthetische Derivate (Marcumar^R, Warfarin^R) sind im Einsatz bei Herzoperationen, Thrombosebehandlung und als Rattenbekämpfungsmittel. Diese Medikamente wirken nur in vivo gerinnungshemmend, da sie eine enzymatische Synthese in der Leber hemmen.

Vitamin K$_1$ (Phyllochinon)

Dicumarol

12.1 Wie setzt sich die für den gesunden Menschen ausreichende Nahrung zusammen?

Ausreichende Ernährung muß genügend **Energie** enthalten, um zumindest den Grundumsatz zu decken: 8400 kJ (2000 kcal) für den 70 kg-Mann, 6700 kJ (1600 kcal) für die Frau. Dazu kommen Zuschläge, die dem körperlichen Einsatz entsprechen. Erhöhter Energiebedarf besteht vom 14. bis 18. Lebensjahr und während einer Schwangerschaft.

Ausreichende Nahrung muß **hochwertiges Eiweiß** enthalten (WHO-Empfehlung 1 g/kg Körpergewicht), ferner **essentielle Fettsäuren, Mineralstoffe, Vitamine** und **Wasser**. Die nicht-essentiellen Kohlenhydrate sind als Nahrungsbestandteil geschätzt, weil sie weltweit in Form von Brot, Kartoffeln, Nudeln, Reis oder Mais billig angeboten werden. Selbst die vom Menschen nicht verwertbaren Cellulose-haltigen Nahrungsmittel gelten heute als wichtig, da sie die Darmschleimhaut abbürsten und zur Regeneration anregen: das Krebsrisiko sinkt!

Empfehlenswert ist eine **Mischnahrung**, in der Kohlenhydrate 60 %, Fette 25 % und Proteine 15 % ausmachen.

Die Brennwerte dieser Nahrungsstoffe unterscheiden sich: 1 g Kohlenhydrat setzt 17 kJ oder 4,1 kcal frei, 1 g Eiweiß ebenfalls 17 kJ oder 4,1 kcal und 1 g Fett sogar 38 kJ oder 9,3 kcal.

Der Energiegehalt von Nahrungsstoffen kann mit einem Calorimeter bestimmt werden. Der hiermit bei Eiweißverbrennung ermittelte **physikalische Brennwert** von 5,3 kcal/1 g wird im Organismus nicht erreicht, da die N-Ausscheidung in Form des noch energiehaltigen Harnstoffs erfolgt; der **physiologische Brennwert** der Proteine liegt bei 4,1 kcal/g.

Nach dem von Rubner Anfang unseres Jahrhunderts formulierten **Isodynamiegesetz** können sich die verschiedenen Nahrungsbestandteile isokalorisch vertreten: statt 50 g Kohlenhydrat (mit 205 kcal) können auch 22 g Fett (mit 205 kcal) aufgenommen werden. Diese Austauschbarkeit gilt aber nicht für essentielle Nahrungsbestandteile (siehe 12.2).

12.2 Was versteht man unter essentiellen Nährstoffen?

Nach der unter 12.1 erwähnten Isodynamieregel sind Nahrungsbestandteile isokalorisch gegeneinander austauschbar. Dieses Gesetz hat auch heute noch Gültigkeit, soweit es sich um den Energiestoffwechsel handelt, ist aber nicht gültig, wenn man den Aufbau einer Körpersubstanz betrachtet. Hier hat man zahlreiche Moleküle erkannt, die essentiell, d. h. lebenswichtig sind; sie müssen dem Organismus mit der Nahrung zugeführt werden.

In erster Linie ist hier an die **essentiellen Aminosäuren** zu denken. Von den 20 proteinogenen Aminosäuren (siehe 2.1) müssen die 8 essentiellen in Mengen von etwa 1 Gramm pro Tag mit der Nahrung zugeführt werden. Die 12 nicht-essentiellen Aminosäuren können durch Transaminierung aus den entsprechenden Ketosäuren gebildet werden.

Unter den Lipiden haben sich einige **mehrfach ungesättigte Fettsäuren** als essentiell erwiesen. Es handelt sich um die C_{18}-Verbindungen Linolsäure (mit 2 Doppelbindungen) und die der $\omega 3$-Klasse zuzurechnende Linolensäure (3 Doppelbindungen). Die $\omega 6$-Verbindungen Linolensäure und Arachidonsäure können aus Linolsäure gebildet werden. Der Tagesbedarf an diesen Verbindungen liegt für den erwachsenen Menschen bei 5 bis 8 Gramm. Die mehrfach ungesättigten Fettsäuren, besonders die Arachidonsäure ($C_{20:4}$), sind Ausgangsstoffe bei der Synthese der „Eicosanoide": der Prostaglandine, Prostacycline, Thromboxane und Leukotriene, die alle als Gewebshormone wirken.

Kohlenhydrate sind, obwohl im Organismus als Energiespeicher weit verbreitet, **nicht essentiell**, da alle wichtigen Monosaccharide aus Glucose gebildet werden können – und dieser Zucker ist selbst bei zuckerfreier Nahrung durch die Gluconeogenese immer verfügbar.

Essentiell sind die im Kapitel 11 abgehandelten zwölf **Vitamine** – nur das Vitamin D-Hormon kann in vivo synthetisiert werden.

Auch die **Mineralbausteine** des menschlichen Organismus und die **Spurenelemente** müssen natürlich mit der Nahrung zugeführt werden.

12.3 Erläutern Sie die Begriffe „Respiratorischer Quotient" und „spezifisch-dynamische Wirkung".

Der **respiratorische Quotient**, oft als **R.Q.** abgekürzt, ist das Verhältnis der vom Organismus produzierten CO_2-Menge zur Menge des verbrauchten Sauerstoffes:

$$R.Q. = \frac{CO_2}{O_2}$$

Als Nahrung aufgenommene Kohlenhydrate werden im Stoffwechsel zu Kohlendioxid und Wasser oxidiert nach der Gleichung:

$$C_6H_{12}O_6 + 6\,O_2 \longrightarrow 6\,CO_2 + 6\,H_2O,$$

woraus sich für die Zuckerverbrennung ein R.Q. von 6 (Kohlendioxid) dividiert durch 6 (Sauerstoff) = 1,0 ergibt.

Bei der Fettverbrennung ist der R.Q. durch den vermehrten O_2-Bedarf niedriger; für die Verbrennung von Stearinsäure gilt

$$C_{17}H_{35}COOH + 26\,O_2 \longrightarrow 18\,CO_2 + 18\,H_2O,$$

was einen R.Q. von 18 : 26 = 0,7 ergibt. Für die Eiweißverbrennung läßt sich wegen der Vielfalt der Nahrungsproteine eine stöchiometrische Gleichung nicht aufstellen; man findet R.Q.-Werte um 0,8.

Extreme R.Q.-Werte werden unter besonderen Stoffwechselbedingungen gemessen: Kohlenhydratmast (Zuckerumbau in Fett) ergibt Werte bis 1,5; Fasten senkt den R.Q. auf etwa 0,6, da einer O_2-verbrauchenden Ketonkörperbildung nur eine beschränkte CO_2-Freisetzung folgt.

Jede Nahrungsaufnahme bedingt eine Steigerung des Energieumsatzes, die man als **spezifisch-dynamische Wirkung** bezeichnet. Besonders groß ist sie nach Eiweißfütterung wegen der komplizierten ATP-Bildung bei der Aminosäureoxidation. Wenn der Organismus 1000 kcal an Energie benötigt, muß er ein Eiweißäquivalent von 1300 kcal umsetzen.

12.4 Was sind die Folgen einer Überernährung?

Wenn die aufgenommene Nahrungsmenge größer ist als der kalorische Bedarf des Organismus, kommt es zu einer **Zunahme des Fettgewebes**. Jeder Nahrungsüberschuß von 42 kJ (10 kcal) führt zur Bildung von 1 g Depotfett. Das vermehrt gebildete Fett wird in den Zellen des Fettgewebes eingelagert, wobei Insulin und intrazelluläre Glucose zur Bereitstellung von Glycerophosphat vorhanden sein müssen. Eine strikt kohlenhydratfreie Diät führt, selbst bei Aufnahme einer fett- und eiweißreichen Nahrung, kaum zur Einspeicherung von Depotfett.

Wird das Normalgewicht (nach Broca: [(Körpergröße in cm) – 100] kg) um mehr als 20 % überschritten, so spricht man von Adipositas, die einen wesentlichen **Risikofaktor** für die Entstehung der Atherosklerose darstellt.

Statt des Normalgewichts nach Broca rechnet man heute international meist mit dem **Body Mass Index**, der definiert ist als

$$BMI = \frac{\text{Körpergewicht [kg]}}{(\text{Körpergröße [m]})^2}$$

Zur Beurteilung gilt
BMI 20 – 25 Normalgewicht
     >25   Übergewicht
     >30   Adipositas
     >40   morbide Adipositas.

12.5 Welche Stoffwechselumstellungen erfolgen beim Fasten (Null-Diät)?

Eine normale **Gehirnfunktion** ist von einer ständigen **Glucose- und Sauerstoffzufuhr** abhängig. Ein Absinken des Blutzuckerspiegels führt zu Konzentrationsschwäche und schließlich zur Bewußtlosigkeit; ein Ausfall der Durchblutung bewirkt innerhalb weniger Minuten irreversible Hirndefekte. Der Tagesbedarf des menschlichen Gehirns liegt zwischen 100 und 145 g Glucose.

Unter diesen Aspekten ist es kaum zu verstehen, wie ein im Jahr 1915 dokumentierter „Weltrekord im Hungern" einen Mann eine 31-tägige Hungerperiode nur bei Wasserzufuhr überleben ließ.

Richtig aufregend war dann aber der 1966 mitgeteilte Befund eines amerikanischen Arztes, der einen übergewichtigen Patienten 249 Tage nur mit Wasser und Vitaminen ernährt hatte – und dieser Patient war unter dieser „**Nulldiät**" geistig voll leistungsfähig geblieben. Um zu erkennen, wie dieses Phänomen zu erklären war, wurde der Versuch in Zusammenarbeit mit Biochemikern 2 Jahre später wiederholt: über Kanülen in der Arteria und Vena carotis konnten Blutanalysen durchgeführt werden. Der Glucoseverbrauch des Gehirns war auf 24 g pro Tag zurückgegangen; dieser Zucker stammte aus der Gluconeogenese. Schon kurz nach dem Beginn der Nulldiät kam es durch **Lipolyse** zu einem starken Anstieg der **Ketonkörper** im Blut – von denen das Gehirn 41 g in 24 h verbrannte! Die Hauptmenge der aus dem Fettabbau stammenden Ketonkörper wird aber unverbrannt mit dem Harn ausgeschieden. Der im Rahmen der **Gluconeogenese** erfolge **Eiweißabbau** wurde von anfänglich 200 g auf 15 bis 25 g pro Tag reduziert.

Bei Einhaltung der „Diät"-Bedingungen beträgt der tägliche Gewichtsverlust 450 g. Eine solche Therapie zur Behandlung der Adipositas wird heute weltweit erfolgreich durchgeführt – allerdings arbeitet man meist mit mehreren Hungerperioden von jeweils nur 21 Tagen.

13.1 Geben Sie eine Übersicht über den Bau und die Funktion des menschlichen Verdauungstraktes.

Die per os aufgenommene Nahrung wird durch den Gastrointestinaltrakt geleitet und dabei verdaut (**hydrolytisch gespalten**). Die für den Organismus verwertbaren Bestandteile gelangen durch die Absorption vom Darm in das Blut.

Folgende **Verdauungsdrüsen** sondern während der Nahrungspassage ihre spezifischen Sekrete ab:

- die 3 paarig angelegten Mundspeicheldrüsen,
- der Magen,
- die Galle produzierende Leber,
- die Bauchspeicheldrüse und
- der Dünndarm.

Die **tägliche Sekretmenge** dieser Drüsen liegt, nahrungsabhängig variierend, bei je etwa 1 Liter pro Tag (grobe Annäherung, – mit dem Wert liegt man aber nicht ganz falsch!).

Die **Absorption der Nahrungsstoffe** erfolgt überwiegend im Duodenum und Jejunum.

Im Bereich des Dünndarms erfolgt im wesentlichen die Resorption von Salzen und Wasser: mit den oben angeführten Drüsensekreten kommen täglich 5 bis 8 Liter Wasser in den Verdauungstrakt; – nur etwa 1,5 Liter Darminhalt erreichen in 24 Stunden das Kolon, die mit den Faeces ausgeschiedene Wassermenge liegt in der Größenordnung von hundert ml.

Die rektal ausgeschiedenen Faeces enthalten etwa 30 % Trockensubstanz, wobei je ein Viertel anorganische Substanzen und Bakterien darstellen. Die restlichen 50 % sind organische Substanzen (siehe 13.7).

13.2 Laufen in der Mundhöhle schon Verdauungsvorgänge ab?

Der **Mundspeichel** wird in einer Tagesmenge von 1 l durch 3 paarig angelegte Speicheldrüsen abgegeben: Die Gl. parotis (serös), die Gl. submandibularis (serös-mucös) und die Gl. sublingualis (mucös). Die letztgenannten Drüsen sondern ständig ein dünnflüssiges Sekret ab und halten damit den Mund-Rachen-Raum feucht; die beiden anderen Drüsen sezernieren nur nach Reizung, vor allem durch den Parasympathicus. Lokale Reize, aber auch psychische Vorstellungen, wirken speichelfördernd. Abhängig von der oral zugeführten Speise kann die Speichelzusammensetzung stark schwanken zwischen wasserartigem Spülspeichel und amylasereichem Gleitspeichel. Eine wichtige Aufgabe der Speicheldrüse ist nämlich, die Nahrung gleitfähig zu machen und nahrungsbedingte Schleimhautschäden zu vermeiden.

Zur **chemischen Zusammensetzung** des Speichels: der pH-Wert schwankt im Neutralbereich, der Wassergehalt beträgt 99,5 %, so daß der Speichel gegenüber dem Blut immer hypoton ist. Die Absonderung von Natrium - und Chlor-Ionen nimmt mit steigender Sekretionsrate stark zu; Bicarbonat ist aber immer mengenmäßig das vorwiegende Anion (Pufferung!). Auffällig ist eine hohe, den Blutwert mehrfach übersteigende Konzentration an Kaliumionen. Funktionell am interessantesten ist die stärkeverdauende α-Amylase, die Maltose bildet. Die im Mundraum meist nur kurze Einwirkungszeit des Enzyms auf die Nahrung wird im Magen bis zum Eintritt der Säuerung verlängert. Durch den Gehalt an Lysozym und IgA-Immunglobulinen erfüllt der Speichel gewisse unspezifische Abwehrfunktionen.

13.3 Was wissen Sie über die biochemische Bedeutung des Magens?

Der Speisebrei hat im Magen eine mehrstündige Verweildauer, die mit dem Fettgehalt der Nahrung zunimmt. Der aus dem Oesophagus in den Magen übertretende Speisebrei wird von der Wand zur Mitte hin geschichtet, so daß die Amylase des Mundspeichels noch einige Zeit aktiv ist, bevor die Magensäure den pH des Chymus auf 1 bis 2 einstellt. Durch diese Säuerung werden die Nahrungsproteine denaturiert und damit für die Proteinase besser angreifbar; außerdem werden evtl. vorhandene Bakterien abgetötet.

In der **Schleimhaut des Magens** finden sich 3 Arten von Drüsen: (1) die das Pepsinogen sezernierenden **Hauptzellen**, (2) die die Salzsäure und den „intrinsic factor" produzierenden **Belegzellen** und (3) die Schleim bildenden **Nebenzellen**. Dieser Schleim bedeckt die ganze Mucosa und stellt einen Schutzmechanismus gegen eine Selbstverdauung dar, wie man sie bei Ulcuskranken kennt. Der intrinsic factor ist ein Glykoprotein, das mit dem Cobalmin der Nahrung einen Komplex bildet und zur Absorption des Vitamins B_{12} im unteren Ileum führt.

Von den Belegzellen gebildete **Salzsäure** hat eine Konzentration von 0,16 mol/L. Für ihre Bildung ist Carboanhydrase von entscheidender Bedeutung, die H^+ und HCO_3^- bildet. Die Bicarbonationen werden an das Blut im Austausch gegen Chloridionen abgegeben, und diese werden dann zusammen mit den Protonen ins Magenlumen sezerniert. Die Magensalzsäure ist nicht stark genug, um Nahrungsbestandteile (Peptide oder Saccharide) zu hydrolysieren! Ihre Hauptaufgabe liegt in der Einstellung des pH-Optimums für die Proteinase Pepsin.

Daß die Hauptzellen inaktives **Pepsinogen** bilden, speichern und freisetzen, ist auch ein Schutzmechanismus. Erst im Magenlumen kommt es durch die Salzsäure zur Bildung des aktiven Pepsins, das die Nahrungsproteine zu Polypeptiden („Peptone") spaltet.

Die **Magensaftsekretion** wird über den N.vagus und durch chemische Reize gefördert: Coffein und Alkohol sind wirksame „Saftlocker" – noch viel stärker aber wirken Histamin und ein in der Magenwand gebildetes Peptidhormon, das Gastrin.

13.4 Was können Sie zum Thema „Galle" erzählen?

Die Galle ist ein von der Leber täglich mit 500 bis 1000 ml freigesetztes goldfarbenes Sekret, das die für die **Fettverdauung** wichtigen Gallensäuren ins Duodenum bringt, andererseits aber auch **Ausscheidungsfunktionen** hat, z. B. für die Gallenfarbstoffe, für manche Schwermetalle und für Cholesterin. Da die Leber Galle kontinuierlich produziert, im Darm aber nicht ständig Fette zur Verdauung anstehen, wird die Lebergalle häufig in der Gallenblase gespeichert und dort zu Blasengalle eingedickt, die eine höhere Konzentration vor allem der organischen Bestandteile hat. Der Gallen-pH liegt bei 7. Die wichtigsten Gallenbestandteile liegen in der Blasengalle in folgenden Konzentrationen vor: konjugierte Gallensäure 7,5 %, Bilirubin-diglucuronid 0,5 %, Phospholipide 1,5 %, Cholesterin 0,5 %, Proteine 2,5 % und anorganische Bestandteile 1 %.

Gallensäuren sind Derivate des Cholesterins, bei dem die C = C-Doppelbindung hydriert und die C_8-Seitenkette um 3 C-Atome verkürzt und endständig mit einer Carboxylgruppe versehen ist; außerdem sind in der 7- und/oder 12-Position weitere HO-Gruppen eingeführt worden. Diese Gallensäuren wirken wie Detergentien stark fettlösend; sie kommen beim Menschen aber nicht in der oben geschilderten Form vor, sondern tragen an der Carboxylgruppe eine durch Säureamidbindung angehängte Aminosäure: Glycin oder Taurin (ein Oxidationsprodukt des Cystein mit der Struktur $H_2N-CH_2-CH_2-SO_3H$). Man spricht von **konjugierten Gallensäuren.**

Der Gallensäurepool des Menschen beträgt etwa 3 g; die in den Darm sezernierten Gallensäuren helfen dort durch Mizellenbildung bei der Fettverdauung. Sie werden im unteren Dünndarm rückresorbiert (**enterohepatischer Kreislauf** der Gallensäuren) und werden dann erneut sezerniert, etwa 6–8mal in 24 h. 0,5 bis 1 g Gallensäure gehen pro Tag im Darm verloren und werden durch Neusynthese ersetzt.

Bei geringfügigen Veränderungen der Gallenzusammensetzung kann es zur Abscheidung von Cholesterin kommen, aus dem sich dann meist ein großer **Gallenstein** bildet. Andere Gallensteine bestehen aus Bilirubin-Kalk; diese treten meist multipel auf.

13.5 Welche Rolle spielt das Pankreas für die Verdauung?

Das Pankreas ist, abgesehen von seiner wichtigen Rolle als Homonproduzent (Insulin, Glucagon, Somatostatin), als „Bauchspeicheldrüse" für die Verdauung aller anfallenden Nahrungsstoffe wichtig.

Wenn der saure Chymus durch den Magenpylorus in das Duodenum übertritt, muß sein pH-Wert von 1 auf 8,5 angehoben werden, damit die wertvollen Enzyme des Pankreassaftes nicht denaturiert werden und sie das für ihre Wirkung wichtige pH-Optimum vorfinden. Die Neutralisierung der Magensäure geschieht durch **Natriumbicarbonat**, das sich auch im Pancreassaft findet.

Die Pankreassekretion unterliegt der Steuerung durch 2 intestinale Peptidhormone: **Sekretin** bewirkt vorwiegend eine $NaHCO_3$-Freisetzung, wohingegen das **Pankreozymin-Cholecystokinin** den Enzymgehalt des Pankreassekrets erhöht und die Sekretionsrate steigert.

Der Bauchspeichel enthält etwa 13 % Trockensubstanz. Unter seinen Enzymen dominieren die **Proteinasen** und Peptidasen, die alle als inaktive Vorstufen gespeichert und sezerniert werden. Trypsinogen, Chymotrypsinogen, die Procarboxypolypeptidasen A und B und Elastase sind hier zu nennen. Die Aktivierung dieser Enzymvorstufen geschieht durch limitierte Proteolyse, die beim Trypsinogen durch ein Glykoprotein der Darmmucosa, „Enterokinase" genannt, eingeleitet wird. Das aktive Trypsin aktiviert dann alle anderen genannten Enzyme.

Außer den Polypeptidasen finden wir im Pankreassaft eine α-**Amylase**, eine **Triglyceridlipase** ergebende Pro-Lipase und Nucleinsäure-spaltende RNasen und DNasen, so daß alle wichtigen Nahrungsbestandteile im Duodenalbereich gespalten werden können.

13.6 Wie verläuft beim Menschen die Aufnahme von Nahrungsfett?

Fette haben die ungewöhnliche und für ihre Verwertung nachteilige Eigenschaft der **Wasserunlöslichkeit**. Die Nahrungsfette passieren in ihrer ölig-schmierigen Konsistenz ungespalten den Mundraum und den Magen, wo sie lange Verweilzeiten haben, ohne daß sich an ihnen etwas ändert.

Im **Duodenum** kommt es dann aber zu intensiven Umsetzungen: **Gallensäuren** emulgieren die Fette, bringen sie mit der wäßrigen Umgebung in ein Phase und aktivieren außerdem die Pankreas-Lipase. Dieses Enzym bewirkt die Abspaltung der beiden entständigen Fettsäuren vom Triacylglycerin, unter Bildung von 2 freien Fettsäuren und einem ß-Monoglycerid. Die Spaltstücke arrangieren sich zu kugelförmigen **Mizellen**, an deren Aufbau auch Gallensäuren beteiligt sind. Im lipophilen Kern der Mizellen können Cholesterin oder fettlösliche Vitamine eingeschlossen sein.

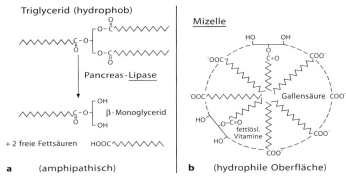

Diese Mizellen werden am **Bürstensaum** der Duodenalmucosa zerlegt: Fettsäuren und Monoglyceride werden hier resorbiert – die Gallensäuren aber erst im Ileum (s. 13.4).

In den Enterozyten werden die freien Fettsäuren mit CoA aktiviert und mit den Monoglyceriden zu Triacylglycerinen vereint. Diese werden dann in Chylomikronen (siehe 6.9) verpackt und über das Lymphsystem in den Blutkreislauf gebracht, wo der Transport zum Fettgewebe erfolgt.

13.7 Was wissen Sie über intestinale Resorption?

Im vielstufigen Verdauungsprozeß des langen Intestinaltrakts werden die Nahrungsstoffe hydrolysiert und damit resorbierbar gemacht. Der größte Teil der verwertbaren Nahrungsbestandteile wird im **Duodenum** und **Jejunum**, wo Darmzotten, z. T. mit Bürstensaum, eine Resorptionsfläche von 200 m² bieten, in die Mucosazellen aufgenommen. Für Zucker, Fette, Aminosäuren, Mineralstoffe und die meisten Vitamine ist der Absorptionsvorgang in diesem Darmbereich beendet; nur das Vitamin B_{12} macht hier eine Ausnahme: der im Magen gebildete Komplex aus Cobalamin und intrinsic factor wird erst im unteren Ileum durch Pinozytose aufgenommen.

Nur wenige Stoffe, wie Wasser und kleinmolekulare lipophile Substanzen, verlassen den Darm durch **passive Diffusion**. Für hydrophile (Zucker) und polare Stoffe (Aminosäuren) erfolgt eine Aufnahme über **aktiven Transport** ATP-abhängig und eventuell auch gegen einen Konzentrationsgradienten. Dafür müssen in der Darmschleimhaut spezifische Transportproteine, genannt Carrier oder Translokatoren, vorhanden sein. Die Aufnahme von Glucose und Aminosäuren erfolgt in einem mit Na^+-Aufnahme gekoppelten Symport. Im Dünndarm ankommende Disaccharide müssen von der Resorption durch spezifische Disaccharidasen gespalten werden.

Größere Lipide, wie z. B. die nach Einwirkung der Pancreaslipase entstandenen ß-Monoglyceride, bilden im Darmlumen zusammen mit den freien Fettsäuren und Gallensäuren Mizellen. Über ihr weiteres Schicksal siehe 13.6.

Im Magen- und Duodenalbereich erfolgt keine **Wasserresorption**, eher erfolgt hier noch eine Sekretion ins Lumen. Wasser und Elektrolyte werden überwiegend im Jejunum resorbiert, was unter 13.8 besprochen wird.

13.8 Spielt das Colon eine Rolle bei der Verdauung?

Vom Menschen müssen täglich etwa 2 l Wasser, die durch Ausscheidung mit dem Harn bzw. über die Lungen und die Haut zusammen mit 200 mmol Natrium und 60 mmol Kalium verlorengegangen sind, aufgenommen werden. Im Bereich des Magens und Duodenum gibt es noch keine **Wasserresorption**, hier wird vielmehr noch Wasser ins Lumen sezerniert. Vom Mund bis zum Ende des Dünndarms werden täglich 5 bis 8 l Verdauungssäfte freigesetzt; auch diese Wassermenge muß resorbiert werden.

Wasser und **Elektrolyte** werden zu 65 % im Dünndarm resorbiert. Dabei kommt der Carboanhydrase wieder eine wesentliche Rolle zu. Aldosteron und Angiotensin verstärken hier die Natrium-sparenden Aktionen. Bei der **Cholera**, bei der es eventuell zu einer tödlichen Wasser- und Elektrolytverarmung kommt, greift ein bakterielles Toxin an einem G-Protein (s. 9.4) an: es kommt zu einer irreversiblen ADP-Ribosylierung, wodurch eine Proteinkinase dauerhaft aktiviert wird, gefolgt von einer Dauersekretion von Wasser und Salzen im Jejunum. Die hier befindlichen Resorptionssysteme für Zucker und Aminosäuren bleiben bei der Infektion intakt.

Für den Menschen verwertbare organische Verbindungen erscheinen beim Gesunden praktisch nicht im Dickdarm. Hier ankommende Aminosäuren werden bakteriell decarboxyliert; eventuell auch toxisch wirkende **biogene Amine** erscheinen im Blut. So deutet ein im Blut und Harn nachweisbares Indikan auf eine gestörte Tryptophanresorption. Im Colon erscheinende ungespaltene Disaccharide (z. B. bei Laktoseintoleranz, s. 5.15) werden bakteriell zersetzt; auftretende **Gase** führen zu schmerzhaften Blähungen und Durchfällen.

Die im Colon gebildeten **Faeces** bestehen zum großen Teil aus nicht verwertbarer Cellulose, aus abgestorbenen Bakterien und aus anorganischem Material; ihr Wassergehalt liegt bei 70 %.

14.1 Was wissen Sie vom Aufbau biologischer Membranen?

Die Zellen aller lebenden Organismen sind ebenso wie die Subzellulärpartikel (z. B. Zellkern, Mitochondrien, Vesikel) von einer Membran umgeben. Diese zweidimensionalen Membranen bestehen in der Hauptsache aus Lipiden und Proteinen, deren Verhältnis zueinander zwischen 0,3 und 4 variiert. Die am Membranaufbau beteiligten Lipide sind immer **amphipathischer** Natur, d. h. sie haben neben ihrem lipophilen Molekülanteil auch eine hydrophile Gruppe. Durch Zusammenlagern der jeweils lipophilen Anteile bilden sich **Doppelschichten** aus, die 2 hydrophile Außenflächen haben.

◄— hydrophil —► ◄————— lipophil —————► ◄— hydrophil —►

[Strukturformeln von Membranlipiden]

In der Lipidschicht eingelagert finden sich **integrale Membranproteine**, die entweder innen oder außen herausragen oder auch die Membran völlig durchqueren. Lipid- oder proteingebundene Oligosaccharide finden sich immer nur auf der Außenseite der Membran.

Infolge der **Fluidität** der Lipidschicht können die Membranproteine

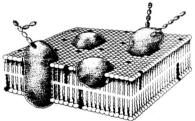

(nach Löffler G., Petrides PE (1988) Physiologische Chemie; 4. Auflage Springer, Berlin Heidelberg New York Tokyo)

lateral verschoben werden, können aber ihre Lage im Bezug zu innen/außen nicht verändern. Ungesättigte Fettsäuren vergrößern durch ihren erhöhten Raumbedarf die Fluidität einer Membran; durch das rigide Cholesterin wird die Fluidität vermindert.

14.2 Wie verläuft der Transport durch biologische Membranen?

Bei der Durchgängigkeit biologischer Membranen unterscheidet man zwischen nichtkatalysiertem und katalysiertem Transport.

Nichtkatalysiert können nur Wasser, Sauerstoff, Kohlendioxid und Ammoniak die Membran zügig durchqueren („nicht-ionische Diffusion"). Hydrophile Stoffe und Substanzen mit elektrischer Ladung sind von dieser Transportart ausgeschlossen. Nichtkatalysierter Transport ist abhängig von der Konzentrationsdifferenz zwischen innen und außen; der Transport erfolgt als Reaktion I. Ordnung.

Für lebende Zellen wichtiger ist der **katalysierte Transport** („facilitated diffusion"), der auch den Durchtritt geladener und hydrophiler Moleküle erlaubt. Für diesen Transport gibt es 3 Charakteristika:

- Höhere Anfangsgeschwindigkeit auch bei niedriger Konzentration. Ab einer bestimmten Konzentration wird eine nicht überschreitbare Maximalgeschwindigkeit erreicht: Reaktion O. Ordnung.
- Ausgesprochene Substratspezifität.
- Hemmbarkeit kompetitiv durch Substratanaloge, nicht-kompetitiv durch Inhibitoren.

Der katalysierte Transport ist von großen, oft aus Untereinheiten zusammengesetzten Membranproteinen (sog. Carrier, Pumpen, Translokatoren) abhängig. Der katalysierte Transport erfolgt passiv oder aktiv. Bei **passivem Transport** diktiert der Konzentrationsgradient das Geschehen, Glucose kann z. B. die Erythrozytenmembran in beiden Richtungen durchqueren.

Der **aktive Transport** zeichnet sich durch folgende 3 Kriterien aus:

- er arbeitet auch gegen einen Konzentrationsgradienten
- er ist abhängig von Stoffwechselenergie (ATP-Spaltung)
- er arbeitet unidirektional.

Unter **Uniport** versteht man den Transport einer Einzelsubstanz; bei **Symport** müssen 2 Substanzen zusammen vorhanden sein, damit sie transportiert werden können. **Antiport** transportiert 2 Stoffe gegenläufig.

14.3 Was können Sie über Mitochondrien berichten?

Die Mitochondrien werden in vielen Lehrbüchern als die „Kraftwerke der Zelle" bezeichnet, was darauf beruht, daß hier wichtige Stoffwechselfolgen wie **ß-Oxidation, Citratcyclus** und **Atmungskette** vereint sind. Fast alle Zellen besitzen Mitochondrien, z. T. in erheblicher Zahl: 20 pro Spermazelle, 500 bis 10000 in der Leberzelle, und 500000 (!) im Insektenflugmuskel oder der Chaos chaos genannten Protozoe. Die 2 bis 5 µm langen Gebilde sind, je nach Herkunftsorgan von unterschiedlicher Form, haben aber immer eine äußere und eine innere Membran, einen Intermembranraum und eine Matrix. Diese Räume sind unterschiedlichen Funktionen zugeordnet. Während die äußere Mitochondrienmembran für viele Substanzen durchlässig ist, ist die innere Membran nur für Stoffe durchgängig, für die spezifische „Transporter"-Proteine vorhanden sind. Das, und die Tatsache, daß sich hier die Multienzymkomplexe der Atmungskette finden, erklärt, wieso die Innenmembran einen ungewöhnlich hohen Proteinanteil von 75 % aufweist.

Aus Zellhomogenaten kann man durch fraktionierte Zentrifugation Mitochondrien in reiner Form isolieren. Leitenzym-Bestimmungen (s. 3.7) dienen dabei als Reinheitskriterien. Durch Ultraschallbehandlung hat man aus Mitochondrien enzymtragende Partikel gewonnen und durch deren Rekonstitution wesentliche Einblicke bekommen in den Mechanismus der zellulären ATP-Bildung.

Mitochondrien-Aufbau
(schematisch)

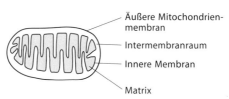

Äußere Mitochondrienmembran

Intermembranraum

Innere Membran

Matrix

14.4 Was ist die Funktion der Ribosomen?

Die in allen Zellen vorhandenen Ribosomen sind die Organellen der **Proteinbiosynthese**; sie haben einen Durchmesser von 15 bis 20 nm. In einem Bakterium (E. coli) rechnet man mit 15000 Ribosomen, in einer menschlichen Leberzelle mit 1 Millionen dieser Partikel. Die Hauptmenge der Ribosomen liegt frei im Zytoplasma, ist aber „bei der Arbeit" auf der mRNA zu Polysomen aufgereiht. Ribosomen, die als Produkt Sekretproteine oder Glykoproteine produzieren, sitzen dicht benachbart am endoplasmatischen Retikulum („rauhes ER"). Man kann die aus rRNA und Proteinen im Verhältnis von 1 : 1 bis 2 : 1 aufgebauten Ribosomen als große Multienzymkomplexe betrachten. Die an ihrem Aufbau beteiligten rRNAs werden im Nucleolus durch die RNA an Polymerase I als hochmolekulare Vorstufe von 45 S transkribiert. Nach der spezifischen Methylierung zahlreicher Basen wird die prä-rRNA gespalten in 5,8 S-, 18,5 S und 28 S-rRNA. Die RNA-Polymerase III bildet noch eine 5 S-rRNA. Die im Umgang mit Nucleinsäuren übliche Einteilung nach S (Svedberg-Einheiten) benutzt die in der analytischen Ultrazentrifuge ermittelten Sedimentationskonstanten. Ribosomen der Prokaryonten und der Mitochondrien sedimentieren in der Ultrazentrifuge mit 70 S, die Ribosomen aus Eukaryonten-Zellen aber mit 80 S. Alle Arten von Ribosomen zerfallen bei Erniedrigung der Magnesiumkonzentration im Medium in eine kleine und eine große Untereinheit: 30 S und 50 S bei den Prokaryonten bzw. 40 S und 60 S bei den Eukaryonten. Bei der Proteinsynthese sind beide vereint.

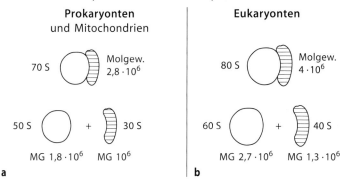

a   Prokaryonten und Mitochondrien: 70 S, Molgew. $2{,}8 \cdot 10^6$; 50 S (MG $1{,}8 \cdot 10^6$) + 30 S (MG 10^6)

b   Eukaryonten: 80 S, Molgew. $4 \cdot 10^6$; 60 S (MG $2{,}7 \cdot 10^6$) + 40 S (MG $1{,}3 \cdot 10^6$)

Subzellulärstrukturen

14.5 Was sind endoplasmatisches Retikulum und Golgi-Apparat?

In allen eukaryotischen Zellen gibt es einen elektronenmikroskopisch sichtbares, verzweigtes Netzwerk von Schläuchen und Lamellen aus Membranen des **endoplasmatischen Retikulums** (ER) und des Golgi-Apparates. Das dicht mit Ribosomen besetzte rauhe ER dient zur Synthese vieler nicht-zytoplasmatischer Proteine (Sekret-Proteine, Plasmamembran-Proteine, lysosomale Enzyme); das glatte ER ist für die Synthese komplexer Lipide, der Lipoproteine und für die die Umwandlung von Fremdstoffen bedeutsam.

Die Proteine, die zu einer „Prozessierung" in das Lumen des ER geleitet werden müssen, enthalten meist eine N-terminale Signalsequenz, die dann nach Ankunft in den Zisternen durch eine spezifische Signalpeptidase entfernt wird.

Am **Golgi-Apparat**, der aus mehreren übereinander gestapelten Zisternen besteht, unterscheidet man eine kern- und ER-wärts liegende **cis**-Seite von einer zelloberflächennahen trans-Seite. Im Golgi-Apparat erfolgt die „Adressierung" kompartimentsgebundener Proteine: es werden aus Mannose und Glucose bestehende Oligosaccharide N-glykosidisch angeheftet; auch werden O-glykosidisch gebundene Zukkerketten vergrößert. Die in Vesikeln verpackten Proteine werden zur **trans**-Seite vorgeschoben, wo es zur Vesikel-Abschnürung kommt.

14.6 Was können Sie über die Lysosomen erzählen?

Lysosomen sind runde, 0,5 µm große Subzellulärgebilde, die von nur einer Membran umgeben sind. Sie lassen keine Innenstruktur erkennen, enthalten aber etwa 20 **saure Hydrolasen** für alle Arten von Körperbausteinen. Durch Abschnürung vom Golgi-Apparat entstehen die alle Hydrolasen enthaltenden primären Lysosomen, die intrazellulären Abfall und defekte Organellen abbauen. Es bilden sich bleibende „Residualkörper". Platzen der Lysosomen führt zur Selbstverdauung der Zelle.

14.7 Kennen Sie den Begriff Peroxisom?

Die Dichtegradientenzentrifugation liefert bei der Auftrennung eines Zellhomogenats zunächst eine „**Mikrosomen**"-Fraktion, in der Ribosomen, endoplasmatisches Retikulum und Golgi-Apparat gemeinsam anfallen. Bei weiterer Auftrennung ergeben Homogenate aus Leber oder Niere sog. „**Microbodies**", knapp halb so groß wie Mitochondrien und ohne deren komplizierte Membran (s. 14.3). Diese Partikel bilden und verbrauchen H_2O_2, weshalb sie als **Peroxisomen** bezeichnet wurden. Durch sie können D-Aminosäuren, Fettsäuren und Ethanol oxidiert werden.

14.8 Aus welchem Material bestehen die Zellkerne?

Der von einer porenhaltigen Doppelmembran umschlossene Zellkern enthält die Hauptmenge der **DNA** der Zelle (ein kleiner DNA-Anteil findet sich in den Mitochondrien), aber auch Proteine (vor allem basische **Histone**) und **RNA**. DNA und Histone werden gemeinsam als Chromatin bezeichnet. Die Histone (jeweils 2 Vertreter der Sorten H2A, H2B, H3 und H4) bilden oktamere Kugeln, die, von 2 DNA-Windungen umgeben, **Nucleosomen** heißen; ein weiteres Histon, H1, ist locker assoziiert. Die Basizität der Histone beruht auf einem hohen Anteil am basischen Aminosäuren: jede 5. Aminosäure des Histons ist Lysin oder Arginin. Histone sind in der Evolution ungewöhnlich stark konserviert worden, so daß Pflanzen- und Säuger-Histone fast identisch aufgebaut sind. Im Rahmen der Regulation der Genaktivität werden die Histone häufig modifiziert, d. h. acetyliert, methyliert, phosphoryliert oder ADP-ribosyliert (unter Niacinamid-Abspaltung aus dem NAD).

Durch Behandlung des Chromatins mit einer Micorococcus-Nuclease erhält man **Core-Partikel**: das sind die Histon-Oktameren (s.o.) mit den 2 DNA-Umwicklungen, die immer 146 Basenpaare umfassen.

Im Chromatin der Spermien findet man statt des Histons ein Arginin-reiches **Protamin**.

14.9 Was versteht man unter dem Cytoskelett?

Alle eukaryonten Zellen besitzen ein dynamisches, aber doch genau strukturiertes Cytoskelett, das für die Formerhaltung, die Polarität, die Motilität und die Teilung der Zelle wichtig ist. Drei Strukturen sind für die Durchführung dieser Aufgaben erforderlich: die Mikrotubuli, die Aktinfilamente und die intermediären Filamente.

Mikrotubuli sind Polymere aus 2 globulären Proteinen, genannt α-Tubulin und ß-Tubulin. Je eine dieser Untereinheiten vereint führt zum Protofilament genannten Dimer, und jeweils 13 von diesen bilden einen Umlauf in der Wand eines Zylinders von 25 nm ∅.

Bei der Assoziation wird pro Dimer 1 GTP gespalten; die Dimeren stehen im Gleichgewicht mit dem Fadenmolekül. Die Mitosespindel besteht aus Tubulin; Tubulinfäden sind wichtig für die Ausbildung von Axonen und Dendriten. Cilien, wie sie im Atmungstrakt vorkommen, bestehen aus Tubulin (in Kombination mit den Proteinen Dynein und Nexin). Das Gichtmittel Colchicin, ein Alkaloid, verhindert die Actinpolymerisation und damit die schmerzhaften Bewegungen von Zellen, in denen Harnsäure auskristallisiert ist.

Actinfilamente in Nicht-Muskelzellen bestehen aus β- und γ-Aktin. Es werden mechanisch stabile Faserbündel gebildet, wie man sie in den Mikrovilli des Duodenal-Bürstensaums und in den Stereocilien des Innenohrs antrifft. Cytochalasin, ein Pilzmetabolit, verhindert die Polymerisation, Phalloidin, ein Peptid aus dem Knollenblätterpilz, die Depolymerisation der Aktinfilamente.

Intermediäre Filamente finden sich besonders in den Keratinfilamenten aus Epithels und in den Neurofilamenten der Axone. Im Gegensatz zu den vorgenannten Fäden sind sie nicht Proteinpolymerisate.

15.1 Wie unterscheiden sich Blutplasma und Serum?

Blut ist ein flüssiges Organ: seine Zellen, die Erythrozyten, Leukozyten und Lymphozyten (s. 15.2), sind in eine ständig zirkulierende Flüssigkeit, das Blutplasma, eingebettet.

Das **Blutplasma** hat ein Volumen von etwa 3 Litern und ist reich an Salzen (290 mosm/l) und gelösten Eiweißkörpern (7 %). Außerdem findet sich hier eine größere Anzahl von kleinmolekularen organischen Verbindungen, die entweder für die Versorgung des Organismus wichtig sind (Glucose, Aminosäuren, Vitamine) oder die auf dem Weg zur renalen Ausscheidung sind (Harnstoff, Harnsäure, Kreatinin).

Eine Charakterisierung der Bluteiweißkörper ist durch die Elektrophorese möglich; in einem typischen Pherogramm erkennt man leicht die Hauptfraktionen der Albumine und der mit α-, β- und γ-bezeichneten Globuline.

Rel. %		Abs. (g/dl)
63,7	Albumine	4,46
3,0	α_1-Globuline	0,21
7,3	α_2-Globuline	0,51
9,2	β-Globuline	0,64
17,0	γ-Globuline	1,19
	Gesamteiweiß	7,01

Diesen großen Fraktionen lassen sich einige Funktionen zuordnen: die γ-Globuline sind die für die Abwehr wichtigen Immunglobuline (Antikörper; s. 10.3); mit einer Spezialfärbung kann man die Lipoprotein-Fraktionen darstellen. Mit verfeinerter und technisch aufwendigerer Technik, z. B. zweidimensionaler Polyacrylamidelektrophorese mit Focussierung, sieht man über 100 Plasmaproteine.

Wenn Blut aus dem Körper entnommen wird, kommt es zur Gerinnung: mit dem Ablauf einer komplizierten Kaskade (s. 15.7) wird das lösliche Fibrinogen in das Faserprotein Fibrin umgewandelt. In den sich bildenden Blutkuchen werden die Blutzellen eingeschlossen; die sich abscheidende goldgelbe Flüssigkeit heißt **Serum** und enthält bis auf die Gerinnungsfaktoren die oben erwähnten gelösten Substanzen, sogar in geringfügig höherer Konzentration.

15.2 Was wissen Sie über die Zellen des normalen Blutes?

Mengenmäßig stehen die roten Blutzellen (**Erythrozyten**) im Vordergrund; ihre normale Konzentration beträgt $5 \cdot 10^6$ pro mm^3 ($5 \cdot 10^{12}$/l). Diese zellkernlosen Gebilde haben nur eine begrenzte Lebenszeit von im Mittel 127 Tagen; sie dienen hauptsächlich dem Transport von Sauerstoff und Kohlendioxid sowie der Pufferung des Blut-pH.

Der Gehalt der Erythrozyten am Gesamtblut wird als **Hämatokrit**wert bestimmt; Normalwerte sind: Männer 47 %, Frauen 42 %.

Im strömenden Blut vermischt mit den Erythrozyten sind die weißen Blutzellen, die **Leukozyten**, deren Zahl etwa 1000 × geringer ist als die der Erythrozyten. Bei mikroskopischer Differenzierung der Leukozytenfraktion stößt man auf eine charakteristische Verteilung in viele Unterfraktionen, deren Veränderungen wichtige diagnostische Hinweise liefern. Man bestimmt ein solches „Differential-Blutbild" manuell mit dem Lichtmikroskop am luftgetrockneten, nach Giemsa oder May-Grünwald gefärbten Blutausstrich; große Krankenanstalten verwenden hierzu heute automatische Cell-Counter, die mit flüssigem Blut arbeiten und noch sehr teuer sind. Das weiße Blutbild unterteilt man in folgende Fraktionen [Normalwerte]: Neutrophile Segmentkernige [55–70 %], Stabkernige [3–5 %], Eosinophile [2–4 %], Basophile [1 %], Monozyten [2–6 %] und Lymphozyten [25–40 %].

Die **Thrombozyten**, besser Blutplättchen genannt, sind kleine, labile Gebilde, die bei Störungen des Blutflusses aggregieren und dabei gerinnungsfördernde Substanzen freisetzen.

15.3 Was ist der rote Farbstoff des Blutes?

Hämoglobin, der rote Farbstoff der Erythrozyten, ist ein aus vier Untereinheiten aufgebautes Chromoprotein; jedes Monomer enthält ein Protein (Globin) und eine prosthetische Gruppe (Häm). Die Biosynthese des Proteinanteils wird durch 4 verschiedene Gene kontrolliert, die mit α-(141 AS), β-(146 AS), γ-(146 AS) oder δ-(146 AS) sehr ähnliche Proteine liefern. Alle menschlichen Hämoglobine enthalten 2 α-Subunits, dazu kommen beim fetalen Hb 2 γ-Ketten (HbF, bis zum 3. Fetalmonat) und beim Erwachsenen-HbA 2 β-Ketten ($\alpha_2\beta_2$). Der Austausch von HbF gegen HbA erfolgt vom 4. Monat ab: bei der Geburt enthält das Blut 20–40 % HbA; nach der Geburt wird auch der Rest von HbF schnell ausgetauscht. Ein δ-haltiges HbA ($\alpha_2\delta_2$) kommt bei Erwachsenen mit einem Anteil von 2,5 % vor.

In allen Hämoglobinen ist das planare Häm von 2 Histidinen der Polypeptidkette klammerartig gehalten. Das Zentralatom Eisen ist immer, auch im Zustand der **Oxygenierung**, zweiwertig. Bei der Sauerstoffbindung kommt es also nicht zur Oxidation des Fe^{2+}.

Wird das Eisen durch Oxidationsmittel zum Fe^{3+}, so erhält man das von der Sauerstoffbindung ausgeschlossene **Methämoglobin**, das aber durch eine NADH-abhängige Met-Hb-Reduktase oder durch starke Reduktionsmittel (Ascorbinsäure) in Hb rückverwandelt werden kann.

Auch nach Einatmen von **Kohlenmonoxid** (Stadtluft, Rauchen) kann das gebildete CO-Hb wegen der hohen Affinität des CO nicht mehr als Gastausch teilnehmen; kurzzeitiges Atmen von reinem Sauerstoff bewirkt aber die Ablösung des Giftes.

Glykosyliertes Hämoglobin: durch die ständige Anwesenheit von Blutzucker kommt es in nicht-enzymatischer Reaktion zur Glykosylierung zahlreicher Proteine, u. a. auch das Hämoglobins. Normalerweise sind etwa 2–4 % des HbA in der Form des Glykohämoglobins, HbA_{1c}. Liegen über längere Zeit erhöhte Blutzuckerwerte vor, so erhöht sich der Gehalt an HbA_{1c} bis auf 12 %; seine Bestimmung ist für die Überwachung von Diabetikern wichtig; man spricht vom „Glucosegedächtnis" der Erythrozyten.

15.4 Welche biologische Bedeutung hat das Pyrrol?

Pyrrol ist eine ursprünglich aus Steinkohlenteer gewonnene Flüssigkeit mit der Struktur eines fünfgliedrigen Heterocyclus, aufgebaut aus 4 Kohlenstoff und einem Stickstoff. Wie Hans Fischer (München) um 1930 zeigen konnte, ist Pyrrol die Grundstruktur vieler **biologischer Farbstoffe**. So sind Hämoglobin, Myoglobin, die Cytochrome und Chlorophyll Tetrapyrrolstrukturen, bei denen 4 Pyrrolringe über Methinbrücken zu einem Porphyrinring vereint sind. Fischer konnte viele der angeführten Verbindungen in ihrer Struktur aufklären und schließlich sogar das eisenhaltige Häm synthetisieren.

Die Aufklärung der **Biosynthese** dieser Heterocyclen gelang erst nach der Einführung radioaktiver Isotopen in die Biochemie. Kernhaltige Vogelerythrozyten lieferten dazu die Enzyme. Ausgangsstoffe sind die Aminosäure Glycin und Succinyl-CoA, die sich zunächst aneinanderlagern und nach Decarboxylierung der entstandenen β-Ketosäure die δ-**A**minolaevulinsäure (ALA = aminolevulinic acid) ergeben.

HOOC-CH$_2$-CH$_2$-CO-CH$_2$-NH$_2$

Aus zwei Molekülen ALA entsteht dann unter Wasserabspaltung das dreifach substituierte Pyrrolerivat mit dem Namen **Porphobilinogen.**

ALA + ALA ⟶ Porphobilinogen

Aus dieser Substanz entsteht dann in einer einzigen Reaktion das komplizierte und asymmetrisch gebaute Porphyrinderivat Uroporphyrinogen III (s. 15.5).

15.5 Welche Reaktionen machen aus Phorphobilinogen das Häm?

Durch die unter 15.4 vorgestellte Reaktionsfolge war gezeigt worden, wie aus Succinyl-CoA und Glycin über „ALA" ein dreifach substituiertes Pyrrol, das **Porphobilinogen**, entsteht.

Vier dieser Pyrrolderivate werden nun unter Ammoniakabspaltung zu einem cyclischen Tetrapyrrolfarbstoff vereint. Da die Verteilung der Substituenten E (= Essigsäure) und P (= Propionsäure) am Ring IV asymmetrisch ist (im Uhrzeigersinn gelesen, und bei Ring I oben links beginnend, findet man: E-P E-P E-P P-E), trägt dieses zuerst entstandene Porphyrin die Bezeichnung **Uroporphyrinogen III**. Durch Decarboxylierung der 4 „E" zu Methylgruppen entsteht **Koproporphyrinogen III**. Die P-Substituenten der Ringe I und II werden nun durch oxidative Decarboxylierung zu Vinylgruppen. Das entstandene **Protoporphyrinogen IX** wird zum Protoporphyrin IX dehydriert, das durch Eisenlagerung mittels Ferrochelatase zum **Häm** wird.

15.6 Wie verläuft die Sauerstoffbindung am Hämoglobin?

Die **Erythrozyten**, mit 4 bis 6 Millionen pro µl im Blut vorhanden, sind bikonkave Scheiben von 7,5 µm Durchmesser. Diese kernlosen Gebilde sind sehr verformbar, was wichtig wird, wenn es gilt, die Sauerstoffversorgung eines Gewebes über Kapillaren sicherzustellen. Etwa **1/3 der Zellmasse** dieser roten Blutzellen ist das **Hämoglobin**, ein eisenhaltiger Tetrapyrrolfarbstoff, der wegen seines Aufbaus aus 2α- und 2β-Untereinheiten eine Quartärstruktur aufweist. Jede dieser Untereinheiten hat ein Mol.gew. von 17 000 und trägt ein hämgebundenes Fe^{2+}. Bei Sauerstoffbeladung trägt jedes dieser Fe^{2+} (ohne Wertigkeitswechsel!) ein O_2; man nennt diese Umwandlung **Oxygenierung**; sie ist mit einer Konformationsänderung der Globinketten verbunden.

Eine Oxidation von Fe^{2+} zu Fe^{3+} macht aus dem Hämoglobin ein Hämiglobin oder **Methämoglobin**, das von der weiteren Teilnahme am Gaswechsel ausgeschlossen ist. Eine Rückverwandlung des Met-Hb in Hämoglobin durch enzymatische Reduktion ist möglich.

Die **Sauerstoffsättigungskurve** des Hämoglobins verläuft im Gegensatz zu sehr ähnlich gebautem Myoglobin **sigmoidal**, weil seine 4 Untereinheiten Kooperativität zeigen: die Bindung des ersten O_2 benötigt einen höheren Sauerstoffpartialdruck, dann aber binden die restlichen 3 Häm ihren Sauerstoff sehr viel schneller. Die O_2-Sättigungskurve des Myoglobins entspricht einer Hyperbel: bei $pO_2 = 1$ mm ist bereits Halbsättigung erreicht, was beim Hb erst bei 27 mm pO_2 auftritt. Seine sigmoidale Sauerstoffsättigungskurve kann nach links (durch pH-Anstieg über 7,4 oder Temperaturerniedrigung) verschoben werden mit dem Ergebnis einer höheren O_2-Affinität. Rechtsverschiebung der Bindungskurve erreicht man durch Einlagerung eines Moleküls 2,3-Bisphospho-glycerat zwischen die 2 β-Untereinheiten (allosterischer Effektor!), durch pH-Abfall oder durch Temperaturerhöhung; Folge: O_2-Abgabe erleichtert. Diese Veränderungen faßt man als **Bohr-Effekt** zusammen.

15.7 Wie wird das im Stoffwechsel gebildete CO_2 entfernt?

Fast alle Gewebe eines menschlichen Organismus produzieren bei der Durchführung ihres Energiestoffwechsels Kohlendioxid. Der für diese Oxidation erforderliche Sauerstoff wird durch das sehr leistungsfähige Hämoglobin an die Verbrauchsorte transportiert. Der Abtransport des CO_2 ist etwas komplizierter. Die physikalische Löslichkeit von CO_2 in Wasser ist etwa 20 × größer als die von Sauerstoff, aber bei der Oxidation von 100 g Kohlenhydrat entstehen 75 Liter CO_2! Die Erythrozyten sind auch am CO_2-Transport entscheidend beteiligt: durch die Erythrozyten-Carboanhydrase wird schlecht lösliches CO_2 in Kohlensäure und damit in gut lösliches Bicarbonat umgewandelt. Der bei der Bicarbonatbildung frei werdenden Protonen müssen abgepuffert werden, was durch Desoxyhämoglobin geschieht. In der Lunge wird dann bei der CO_2-Rückbildung wieder H^+ benötigt.

Der Anteil von im Blutplasma **physikalisch gelöster** Kohlensäure, die auch zu Bicarbonat dissoziiert, beträgt etwa 10 % der Gesamtmenge. Weitere 10 % werden in chemischer Bindung am Hämoglobin, als **Carbaminoverbindung** R-NH-COOH, transportiert. Der Hauptanteil des CO_2 wird nach seinem Eindringen in die Erythrozyten durch die Carboanhydrase zur Kohlensäure, die in H^+ und HCO_3^- dissoziiert. Das **Bicarbonatanion** wird im Austausch gegen Chlorid ins **Plasma** überführt (Hamburger-Shift). Bei der nachfolgenden Lungenpassage müssen all diese Vorgänge wieder rückwärts laufen, damit das CO_2 bei der Lungenpassage mit einer Verweildauer von 1 sec (!) abgeatmet werden kann.

15.8 Erläutern Sie das Prinzip der Blutgerinnung

Das Gerinnungssystem ist ein **Schutzmechanismus**, der die Vertebraten gegen den Verlust ihres kostbaren Blutes schützt. Ausgelöst wird die Blutgerinnung durch eine kaskadenartig zunehmende Aktivierung von Enzymen, die schon zuvor im Organ (Blut) vorhanden sind. Unter den etwa 20 Gerinnungsfaktoren gibt es sogenannte Serin-Proteasen, nämlich die Faktoren II, VII, IX, XI und XII. Das Grundprinzip der Gerinnung wurde schon 1905 von Morawitz folgendermaßen beschrieben: die aus Thrombozyten freigesetzte Thrombokinase zusammen mit Calciumionen wandelt Prothrombin in Thrombin um; dieses Enzym bewirkt die Umwandlung von löslichem Fibrinogen in das Faserprotein Fibrin.

Heute, da über **20 Gerinnungsfaktoren** identifiziert sind, ist das Bild der Gerinnungsabläufe viel komplizierter. Zwei Möglichkeiten gibt es, um die Gerinnungskaskade in Gang zu setzen. Bei dem schnell wirkenden **extrinsischen** System kommt es nach Schädigung einer Gefäßwand zur Freisetzung des Gewebefaktors III, zur Aktivierung von Faktor VII und zu einer Kontaktaktivierung durch posttraumatisch frei liegende Kollagenfasern; auch Ca^{++}-Ionen und Phospholipide sind beteiligt. Die durch alle genannten Faktoren erfolgende Aktivierung des Faktors X kann alternativ auch durch das langsamer wirkende vaskuläre oder **intrinsische System** ausgelöst werden. Nach intravasaler Bildung eines Thrombozytenpfropfes wird der Plättchenfaktor 3 freigesetzt und nacheinander werden folgende Faktoren aktiviert: XII, XI, IX und VIII. Der schließlich aktivierte Faktor X führt im Zusammenspiel mit weiteren Komponenten zur Prothrombinaktivierung.

Die jetzt freigesetzte Proteinase Thrombin spaltet aus dem Fibrinogen die kleinen Fibrinpeptide A und B ab; außerdem wirkt Thrombin aktivierend auf die Faktoren V und VIII. Das zunächst noch lösliche Fibrin lagert sich zu riesigen Verbänden zusammen, die abschließend durch den Faktor XIII kovalent verknüpft werden. Die Fibrinfäden bilden ein dichtes, Blutzellen einschließendes Netz; sie kontrahieren sich und bringen die Wundränder wieder zusammen.

15.9 Wie kann man die Blutgerinnung hemmen?

Bei der Hemmung der Blutgerinnung muß man zwischen dem Vorgehen in vivo und in-vitro-Maßnahmen unterscheiden.

Eine Verzögerung der Gerinnungszeit beim Lebenden kann angezeigt sein im Fall einer Thromboseneigung oder vor operativen Eingriffen im Herz-Kreislauf-System. Das Mittel der Wahl ist hier die Gabe von **Vitamin K-Antagonisten**, z. B. Marcumar. Durch die kompetitive Ausschaltung des Phyllochinons (= Vitamin K) kann die Leber die γ-Carboxyglutamathaltigen Gerinnungsfaktoren II, VII, IX und X nicht synthetisieren. Die Folge ist eine mehr oder minder stark ausgeprägte Verlängerung der Gerinnungszeit, die sich über den in regelmäßigen Abständen durchgeführten Quick-Test kontrollieren läßt. Da die Vitaminantagonisten eine Syntheseleistung der Leber stören, tritt ihre Wirkung erst mit einer gewissen Verzögerung ein. Im in-vitro-Einsatz sind die Vitamin K-Antagonisten völlig wirkungslos.

Aber auch **in vitro** hat man gute Möglichkeiten, das aus dem Körper entnommene Blut flüssig zu halten. Ein Zusatz von **Heparin**, einem körpereigenen Polysaccharid, verhindert die Aktivierung des Gerinnungsfaktors X und damit den Eintritt der Thrombinbildung. Mit Heparinlösung behandelte Pipetten, an deren Glaswand eine dünne Heparinschicht angetrocknet ist, werden von der Industrie angeboten und sind in hämatologischen Labors sehr geschätzt.

Da Calciumionen ein Bestandteil des Gerinnungssystems sind (Faktor IV), kann man durch **Calcium-Entzug** Blut ungerinnbar machen. Hier sind Zusätze von Natriumoxalat, Natriumfluorid, Natriumcitrat oder EDTA möglich, natürlich nicht Calciumoxalat, das vom IMPP manchmal zur Irreführung vorgeschlagen wurde!

15.10 Ist die Fibrinolyse ein pathologischer Vorgang?

Nein, denn eventuell im Gefäßsystem entstandene Thromben müssen entfernt werden, um eine ausreichende Blutversorgung aller Gewebe zu gewährleisten. Das fibrinolytische System hat große Ähnlichkeit mit dem Blutgerinnungssystem, denn auch hier ist eine inaktive Enzymvorstufe (Plasminogen) im Blut vorhanden und wird durch begrenzte Proteolyse aktiviert. Hierzu sind **Plasminogenaktivatoren** erforderlich. In den meisten Geweben gibt es einen Gewebeplasminogenaktivator, meist tPA (t für tissue) genannt. TPA ist ein Glykoprotein vom Mol. Gew. 70 000. Aus den Endothelzellen der Blutgefäße kann **tPA** durch Thrombin freigesetzt werden. Der tPA bindet dann zusammen mit dem Plasminogen an Fibrinfäden des Thrombus, woraus der tertiäre Komplex eine lokale Lyse einleitet. Das aus dem Plasminogen (Mol. Gew. 143 000) freigesetzte **Plasmin** ist eine Serin-Proteinase und baut außer Fibrin auch Fibrinogen und die Gerinnungsfaktoren V und VIII ab. Von der Leber wird tPA abgebaut und hat so nur eine Halbwertszeit von wenigen Minuten.

Aus menschlichem Harn konnte man einen **Urokinase** genannten Plasminogenaktivator isolieren, der aber für therapeutische Zwecke kaum zur Verfügung steht. Ein sehr ähnlicher Wirkstoff, die **Streptokinase**, konnte aus Streptokokken isoliert werden und wird heute, ebenso wie gentechnologisch hergestellter tPA, zur Frühbehandlung des Herzinfarkts eingesetzt.

Hemmstoffe der Fibrinolyse finden sich auch im Blut als α_2-Makroglobulin, Antithrombin III und α_1-Antitrypsin; außerdem können die ε-Aminocapronsäure und das Peptid Aprotinin eingesetzt werden.

15.11 Wieso kann man Menschen nach ihrem Blut in Gruppen einteilen?

Erythrozyten tragen in ihrer **Zelloberfläche** Glykoproteine und Glykolipide mit spezifischen, vererbbaren Zuckerketten. Diese wirken als Antigene und kommen bei 75 % der Menschen, den „Sekretoren", auch in zahlreichen schleimigen Sekreten vor (Speichel, Magensaft, Samen).

Das **ABO-System**: menschliche Erythrozyten sind im Besitz spezifischer Antigene, genannt A, B und H. Gegen A und B gerichtete Antikörper (**Isoagglutinine**) werden als Anti-A und Anti-B bezeichnet und sind Bestandteile des normalen Blutplasmas, – wenn die Erythrozyten das entsprechende Antigen nicht aufweisen. Die Blutgruppenspezifischen Seitenketten sind L-Frucose-haltige Hepta- bzw. Hexasaccharide mit einer endständigen determinanten Gruppe.

Von großer praktischer Bedeutung ist das **Rh-Antigen**, der Rhesusfaktor, der sich bei 85 % der Menschen findet; sie sind Rh-positiv. Die restlichen 15 % der Bevölkerung sind Rh-negativ. Bekommen letztere Kontakt mit dem Antigen (Bluttransfusion, Schwangerschaft), so bilden sie Rh-Antikörper, die dann beim nächsten Kontakt zu einer hämolytischen Komplikation führen können. Bei Neugeborenen führt das evtl. zur Erythroblastose und erfordert kurz nach der Geburt einen kompletten Blutaustausch.

16.1 Wie ist die Leber am Stoffwechsel des Menschen beteiligt?

Die Leber ist das Zentralorgan des Intermediärstoffwechsels. Eine Ausschaltung der Leber durch Hepatektomie führt innerhalb weniger Stunden zum Tode. Alle Gebiete des Stoffwechsels werden von der Leber erfaßt.

Die **Aminosäure**-Konzentrationen des Blutes werden über die Leber konstant gehalten; Aminosäuren können desaminiert, nichtessentielle durch Transaminierung synthetisiert werden. Die Aminogruppen der abgebauten Proteine werden in Harnstoff eingebaut, nicht abbaubare Purine aus dem Nucleinsäureabbau werden zu Harnsäure oxidiert. Das für die Muskelfunktion wichtige Kreatin wird in der Leber synthetisiert; das bei der Bluterneuerung anfallende Häm wird zum Bilirubin abgebaut. Blutplasmaproteine und -gerinnungsfaktoren, die z. T. eine sehr kurze biologische Halbwertszeit haben, werden hier nachgebildet.

Die **Blutzucker**konzentration wird vom „Glucostat" Leber konstant gehalten: nur das Leberglykogen kann unter Bildung freier Glucose mobilisiert werden. Der zur NADPH- und Ribose-5-phosphat-Bildung führende Pentosephosphatcyclus ist in der Leber recht aktiv. „Ungewöhnliche" Zucker wie Fruktose und Galaktose können hier in Glucose umgewandelt oder aus Glucose gebildet werden.

Lipide können in der gesunden Leber gebildet, aber nicht gespeichert werden; sie werden als Lipoprotein VLDL (s. 6.9) zum Fettgewebe geleitet. Im Fettgewebe mobilisierte Fettsäuren werden in der Leber abgebaut, eventuell unter der Bildung von Ketonkörpern (s. 6.10). Aus Acetyl-CoA können auch Cholesterin und daraus wiederum Gallensäuren gebildet werden.

Der beträchtliche **Energie**bedarf der Leber selbst wird gedeckt durch Oxidation von Glucose und Aminosäuren, soweit diese vorhanden sind. Bei fehlender Nahrungszufuhr können mobilisierte Fettsäuren aus dem Fettgewebe verbrannt werden.

16.2 Was versteht man unter Biotransformation?

Eine der wichtigen Aufgaben der Leber ist es, körpereigene Wirkstoffe (z. B. Hormone), Endprodukte des körpereigenen Stoffwechsels (z. B. Gallenfarbstoffe) oder Fremdstoffe (z. B. Medikamente oder Giftstoffe der Umwelt) zu **„entgiften"**, d. h. durch chemische Umwandlungen zur Ausscheidung über die Niere oder mit der Galle vorzubereiten. Solche Reaktionen werden als Biotransformation bezeichnet.

Meist sind hierfür 2 Schritte notwendig: in der **I. Phase** erfolgen chemische Veränderungen am Molekül mit dem Ziel, funktionelle Haftgruppen zu schaffen, was durch Oxidation (R-H → R-OH), Reduktion (R-NO$_2$ → R-NH$_2$) oder Hydrolyse (Freisetzung von -OH, -SH oder -COOH) geschehen kann.

In der **II. Phase** werden hier dann oft noch inaktivierende oder löslichkeitsfördernde Gruppen angehängt. Möglich sind:

Neuer Substituent	Aktive Vorstufe	Biologisches Beispiel
• Glucuronsäure	UDP-Glucuronsäure	Bilirubindiglucuronid
• Schwefelsäure	PAPS (aktiv. Sulfat)	Estrogene
• Glycin	CoAS-aktivierte Säure	Hippursäure
• Essigsäure	Acetyl-SCoA	aromatische Amine
• N-Acetylcystein	Glutathion + AcCoA	Mercaptursäure
• Methylgruppe	S-Adenosylmethionin	Niacin

Selten kommt es bei diesen Biotransformationsreaktionen auch einmal zur **„Giftung"**, d. h. der umgewandelte Stoff ist schädlicher als vor seiner Modifizierung. Beispiele hierfür sind die erst nach Hydroxylierung cancerogenen PAHs (polycyclische aromatische Kohlenwasserstoffe) oder die nach Acetylierung nur noch schlecht harnlöslichen Sulfonamide.

16.3 Was wissen Sie über Chemie und Bedeutung der Gallenfarbstoffe?

Gallenfarbstoffe sind aus dem **Abbau des Blutfarbstoffs** und anderer Porphyrine stammende Pyrrolfarbstoffe, die zur Ausscheidung kommen sollen.

Das Blut eines 70 kg-Menschen enthält etwa 700 g Hämoglobin, von dem **täglich 6 g abgebaut** und neu synthetisiert werden. Aus 6 g Hämoglobin entstehen **210 mg Bilirubin**; dazu kommen weiter etwa 30 mg aus Myoglobin, den Cytochromen und Katalase.

Der Hämoglobin-Abbau findet im retikuloendothelialen System (RES), in Leber und Milz statt. Der rote Farbstoff gealterter Erythrozyten wird, noch in Bindung an das Protein, zwischen den Ringen I und II oxidativ gespalten. Aus dem entstehenden grünen Verdoglobin wird Eisen (→ Ferritin) und Globin (→ Aminosäuren) abgespalten; der lineare Tetrapyrrolfarbstoff Biliverdin wird reduziert zum Bilirudin, das, wasserunlöslich, nicht über Harn oder Galle ausgeschieden werden kann. Es wird **Serumalbumin-gebunden** (15 g Bilirubin pro 1 g Albumin) zur Leber gebracht und dort, vom Protein befreit, mit UDP-Glucuronsäure zum **Bilirubin-diglucuronid** umgesetzt.

Mit der Galle gelangt es in den Dünndarm und wird, nach Ankunft im Dickdarm, durch Bakterien von den Glucuronsäuren befreit und zu Urobilinogen oxidiert. Etwa die Hälfte davon gelangt über das Pfortadersystem zur Leber, um erneut ausgeschieden zu werden (enterohepatischer Kreislauf der Gallenfarbstoffe). 1 bis 4 mg Urobilinogen gelangen ins Blut und werden über die Nieren im Harn ausgeschieden. Die Hauptmenge des intestinalen Urobilinogen wird zu Urobilin und Sterkobilin oxidiert und mit dem **Stuhl ausgeschieden**.

Eine Hyperbilirubinämie, die viele Ursachen haben kann, führt klinisch zum **Ikterus** (Gelbsucht).

17.1 Wie funktioniert die Harnbildung in der Niere?

Als **Ausscheidungsorgan** haben die Nieren wesentlichen Anteil an der Konstanthaltung der Blutzusammensetzung. Durch die Eliminierung harnpflichtiger Substanzen (Harnstoff, Harnsäure, Kreatinin) und die selektive Abgabe von Säure- und/oder Basenäquivalenten tragen sie zur **Konstanthaltung des pH-Wertes** von Blut und anderen Organen bei. Etwa 2 Millionen Glomerula bilden ein Ultrafiltrat, in das auch für den Stoffwechsel wertvolle Substanzen (Glucose, Laktat und Aminosäuren) übertreten; deren Rückresorption ist ebenfalls eine Aufgabe der Niere, die mit der Freisetzung von Erythropoietin und 1,25-Dihydroxycholecalciferol auch **endokrine Aufgaben** wahrnimmt.

Die Nieren sind mit 1800 l/24 h sehr gut durchblutet; durch eine **Ultrafiltration** werden in den Glomerula in 24 h 180 l Primärharn abgepreßt. Nach der Rückresorption von Wasser und brauchbaren Substraten kommen 1,8 l Endharn in 24 h zur Ausscheidung. Die Durchlässigkeit des Ultrafilters liegt bei etwa Mol. Gew. 60 000; in den Primärharn übergetretene Polypeptide (bis 30 g pro Tag) gelangen vollständig in den Blutkreislauf zurück.

Die **tubuläre Rückresorption** von Glucose und Aminosäuren geschieht in einem Symport zusammen mit Natriumionen. Für die Wiedergewinnung der Aminosäuren existieren spezifische Transportsysteme für die Gruppen der neutralen, sauren und basischen Aminosäuren sowie für Glycin/Prolin. Auch organische Säuren, Phosphat, Sulfat sowie Ca^{++}-Ionen können durch aktiven Transport rückgewonnen werden.

Einige **Hormone** haben die Steuerung der Harnbildung als Hauptaufgabe; das gilt besonders für Adiuretin und das Mineralcorticoid Aldosteron. Das Renin-Angiotensin-System wirkt über eine Blutdruckkontrolle indirekt auf die Harnbildung ein.

17.2 Was wissen Sie über Zusammensetzung des Harns?

Der Harn erfüllt wichtige Ausscheidungsfunktionen. Da das tägliche **Harnvolumen** starken Schwankungen unterliegt,

- Norm   500 bis 2000 ml/24 h
- Anurie   < 100 ml/24 h
- Oligurie < 400 ml/24 h
- Polyurie > 2500 ml/24 h

gibt man die Konzentrationen ausgeschiedener Substanzen nicht in g% oder g/Liter an, sondern in g/24 h.

Die durch Pigmente undefinierter Struktur (Urochrome, Uroerythrin) bedingte **Harnfarbe** ist strohgelb, schwankt aber in Abhängigkeit von der Konzentration und eventuell ungewöhnlichen Inhaltsstoffen. Der **pH-Wert** des Urins liegt zwischen pH 4,5 und 8, abhängig von der Ernährung (Eiweißkost gibt sauren, Pflanzenkost alkalischen Harn). Ein Harn-pH > 10 beruht auf Zersetzung des Harnstoffs, bei der durch bakterielle Urease Ammoniak gebildet wird.

Die im 24 h-Harn ausgeschiedenen Feststoffe belaufen sich auf etwa 60 g, wovon die Hälfte **anorganisch** (vorwiegend NaCl, aber auch K^+, Ca^{++}, Sulfat und Phosphat) ist.

Unter den **organischen** Bestandteilen dominiert der aus dem Eiweißabbau stammende Harnstoff (20–35 g/24 h); Ammoniak findet sich im Normalharn kaum, erscheint aber bei Azidose zur Einsparung von Alkaiionen. Weitere wichtige organische Harnbestandteile sind Harnsäure (tgl. 0,5–1 g, aus dem Nucleinsäureabbau), Kreatinin (tgl. 1–1,5 g, aus dem Muskelstoffwechsel), Aminosäuren (tgl. etwa 1 g) und Säuren wie Oxalat, Citrat und Laktat. Eiweiß wird normalerweise nicht ausgeschieden; eine nach körperlicher Belastung auftretende Albuminurie gilt nicht als pathologisch, im Gegensatz zur massiven Proteinurie bei Nierenerkrankungen und Plasmozytom. Glucosurie ist typisch für den Diabetes mellitus.

17.3 Welche Substanzen können Harnkonkremente bilden?

Bei der Umwandlung von 180 l Primärharn/24 h in 1,5 Liter Urin (Ausscheidungsmenge/24 h) kommt es zu einer starken Konzentrierung der auszuscheidenden Stoffe. Bei einer Harntemperatur von 37 °C und geeignetem pH-Wert verlassen die meisten harnpflichtigen Substanzen den Körper komplikationslos. Bei einer Überschreitung des Löslichkeitsprodukts können manche Substanzen im Nieren-, Ureter- oder Harnblasenbereich unlöslich werden und eventuell zu cm-großen Konkrementen heranwachsen, die dann die Harnausscheidung behindern und/oder zu Blutungen Anlaß geben. In kleinkristalliner Form sind die meisten der nachfolgend genannten Substanzen beim Mikroskopieren eines Harnsediments (!) immer zu finden.

Die häufigsten Harnsedimente (66 %) bestehen aus **Calciumoxalat**, $Ca(COO)_2$; im mikroskopischen Bild als Briefumschlagkristalle. Ferner sind häufig (15 %) **Tripelphosphat**-Steine aus $MgNH_4PO_4$; sie treten besonders auf, wenn eine bakterielle Harnwegsinfektion Harnstoff unter Ammoniakbildung zersetzt. Mikroskopisch: Sargdeckelkristalle.

Harnsäure-Kristalle (10 %) erscheinen mikroskopisch als Wetzstein-Kristalle – Harnstoff ist mit 1 g/ml so gut löslich, daß er nie aus Harnproben auskristallisiert.

Mononatriumurat (Salz der Harnsäure) ist in der Wärme (Frischharn) gut löslich, fällt aber beim Abkühlen aus und lagert oft Urochrome mit tiefroter Farbe an: **Ziegelmehl-Sediment**, das die Patienten oft wegen Blutverdachts sehr irritiert. Das Dinatriumsalz der Harnsäure ist auch bei Raumtemperatur gut löslich; ein Trinatriumurat gibt es nicht!

Zur Vermeidung von Harnkonkrementen ist es zweckmäßig, viel zu trinken. Der Harn-pH kann diätetisch beeinflußt werden: Pflanzenkost ergibt alkalischen, Fleischkost sauren Harn. Calciumoxalat und Tripelphosphat lösen sich beim Ansäuern, Harnsäure beim Alkalisieren.

17.4 Wie reguliert die Niere den pH-Wert des Körperinneren?

Ein kritischer und für den gesunden Fortbestand eines jeden Organismus wichtiger Punkt ist die Konstanthaltung des **inneren Milieus** hinsichtlich des Wasser- und Elektrolytgehalts sowie des pH. Diese Aufgabe obliegt den Nieren; durch die individuelle und häufig wechselnde **Ernährung** wird diese Homöostase erschwert: Fleischnahrung bringt viel K^+ und H^+ (aus den oxidierten schwefelhaltigen Aminosäuren), dagegen wenig Na^+. Pflanzen- und Milchkost liefert viel Na^+; nun gilt es, K^+ und H^+ zu konservieren.

Die Nieren des Menschen, zusammen 300 g schwer (0,4 % des Körpergewichts), bekommen 25 % des vom Herzen bewegten Blutstroms. In den 2 Millionen Glomerula erfolgt eine intensive Ultrafiltration, die zur Bildung von 180 Litern „Primärharn" führt. 99 % seines Wassers werden in den Nephrons **rückresorbiert**, dazu alles Brauchbare wie Glucose, Aminosäuren, Vitamine und viele Elektrolyte; nierenpflichtige Substanzen werden durch zusätzliche Sekretion eliminiert. Der proximale Tubulus ist der Hauptort der Resorption; die Feinabstimmung der renalen Ausscheidung erfolgt im distalen Konvolut, wobei die Hormone ADH, ANF und Aldosteron beteiligt sind.

Der sich „normal" ernährende Mensch produziert in 24 h **60–100 mmol saurer Valenzen**, die über die Niere ausgeschieden werden müssen. Das ist auch bei einem extrem sauren Harn (pH 4,5) nicht ohne weiteres möglich. Doch hierzu gibt es 2 sehr nützliche Wege: das im neutral Blut vorliegende **Phosphat**, HPO_4^-, bindet in saurer Umgebung ein Proton und wird zu $H_2PO_4^-$. Aus der im Blut reichlich vorhandenen Aminosäure Glutamin können 2 mol **Ammoniak** abgespalten werden; das NH_3 nimmt vor der Ausscheidung in den Harn ebenfalls ein Proton unter Bildung von NH_4^+ auf. Die Protonen stammen aus der mittels Carboanhydrase gebildeten Kohlensäure; bei beiden Reaktionen gewinnt der Organismus noch ein für die Pufferung nützliches Bicarbonat.

18.1 Wieso wirkt das Fettgewebe als Energiespeicher?

Einer Energiespeicherung des menschlichen Körpers in Form von Glucose bzw. Glykogen sind durch die beschränkte Aufnahmekapazität der Leber und der Muskulatur Grenzen gesetzt: 400 g Glykogen entsprechen 1600 kcal bzw. 7000 kJ, was nicht einmal den Grundumsatz (24 h-Verbrauch bei Ruhe) deckt. Protein steht als Energiespeicher eigentlich überhaupt nicht zur Disposition, denn alle Proteine des Körpers sind Funktionseinheiten: Plasmaproteine, Strukturproteine, kontraktile Elemente und Enzyme, sie können nicht ohne Funktionseinbußen abgebaut werden.

Mit den jetzt anzusprechenden Lipiden, etwa 8 kg beim normal aufgebauten Menschen, sieht es da viel besser aus, denn ihre Verbrennung liefert 72 000 kcal bzw. 300 000 kJ: das ist der Grundumsatzbedarf für mehr als 1 Monat. Bei Übergewichtigen beträgt der Lipidanteil oft bis zum Sechsfachen der eben angeführten Normalwerte.

Bis vor kurzem wurde das Fettgewebe irrtümlicherweise als sehr stoffwechselträge angesehen. Heute weiß man, daß es sich da um ein sehr **stoffwechselaktives Organ** handelt, das die bei einer Mahlzeit aufgenommenen oder die aus Kohlenhydratüberschuß synthetisierten Lipide speichert (**Lipogenese**), aber sie auch oft in den folgenden Stunden mobilisiert (**Lipolyse**). Anabolismus und Katabolismus werden durch Hormone (Insulin bzw. Adrenalin/Glukagon) gegensinnig kontrolliert.

Eine Sonderstellung nimmt das bei schlafenden Winterschläfern, aber auch bei neugeborenen Menschen vorkommende **braune Fettgewebe** ein. Es hat seine gelblich-braune Farbe von einem besonderen Reichtum an cytochromhaltigen Mitochondrien, die in dieser Sonderstellung wenig ATP produzieren, aber bei ihrem oxidativen Stoffwechsel sehr intensiv Wärme bilden.

18.2 Beschreiben Sie die Fettspeicherung in den Adipozyten.

Die Hauptmenge des mit der Nahrung aufgenommenen Fettes wird als **Depotfett** im Fettgewebe eingelagert. Die zunächst im Duodenum gespaltenen und in der Darmmucosa resynthetisierten Triacylglycerine (s. 13.6) werden von den Enterozyten als Chylomikronen an das Lymphsystem übergeben und erscheinen so im Blut. Dieses strömt u. a. am Fettgewebe vorbei, wo sich auf den Adipozyten eine membranständige **Lipoproteinlipase** befindet, die die als Chylomikronen vom Darm und als VLDL von der Leber anströmenden Triglyceride hydrolysiert. Die freigesetzten **freien Fettsäuren** (FFS) werden von den Adipozyten aufgenommen, das Glycerin verbleibt im Blut und wird dann in der Leber verwertet.

Die nach einer fettreichen Mahlzeit reichlich vorhandenen FFS können im Fettgewebe nur gehalten werden, wenn das zur Lipogenese nötige **Glycerinphosphat** vorhanden ist. Da im Fettgewebe Glycerinkinase nicht vorkommt, wird Glycerinphosphat durch enzymatische Reduktion des Glykolysemetaboliten Dihydroxyacetonphosphat gewonnen. Manche „Abmagerungsdiät" beruht auf der absoluten Vermeidung von Kohlenhydrat: selbst eine reichliche Fettzufuhr ist dann ohne „Gefahr" einer Gewichtszunahme.

Ist aber Glucose in der Nahrung vorhanden, so führt das zur **Insulin**sekretion. Dadurch dringt Glucose in den Adipozyten ein und unterliegt hier der **Glykolyse:** es entstehen Pyruvat und Acetyl-CoA, der Baustein für ein de-novo-Fettsäuresynthese. Ein Teil des intermediär anfallenden Dihydroxyacetonphosphats wird enzymatisch zu Glycerin-3-phosphat reduziert. Damit wird die **Lipogenese** möglich: das Glycerinphosphat wird durch Reaktion mit 2 Acyl-CoA zur Phosphatidsäure, die ihr Phosphat abgibt. Dieses Phosphat wird durch eine dritte Fettsäure ersetzt. Damit ist das Speicherfett fertig.

18.3 Wie erfolgt die Mobilisierung der Fettspeicher?

Die Fettspeicherung und auch die Fettmobilisation sind hormongesteuerte Vorgänge: unter der Einwirkung von Insulin ist die **hormonabhängige Fettgewebslipase**, ein interconvertierbares Enzym (s. 3.5), inaktiv. Das Insulin bewirkt eine Glucoseaufnahme in das Fettgewebe, es kommt zur Bildung von Depotfett.

Ein Energiebedarf des Organismus wird durch die Freisetzung von **Glucagon** und **Adrenalin** gemeldet; beide Hormone **aktivieren** die Fettgewebslipase, indem eine cAMP-abhängige Proteinkinase die Lipase in die phosphorylierte a-Form (s. 3.5) überführt. Das jetzt hydrolysierte Depotfett führt zum intrazellulären Anstieg von freien Fettsäuren und Glycerin, die beide in das Blut übertreten. Die freien Fettsäuren werden, an Serumalbumin gebunden, zu fettsäureoxidierenden Organen transportiert, das Glycerin wird zur Leber transportiert und hier in den Zuckerstoffwechsel eingeschleust, in die Glykolyse oder die Gluconeogenese.

19.1 Was wissen Sie über den Aufbau der Muskulatur?

Die Muskulatur ist ein Gewebe, in dem chemische Energie (ATP) in mechanische Arbeit umgesetzt wird. Die Muskulatur ist am Aufbau des menschlichen Körpers mit etwa 40 % beteiligt; der Sauerstoffverbrauch beträgt selbst im Ruhezustand etwa 50 % des Gesamtumsatzes.

Der kontraktile Anteil der Muskulatur, die **Muskelfibrillen**, machen etwa die Hälfte der Muskelmasse aus. Sie sind aus den 4 Proteinen Myosin, Aktin, Troponin und Tropomyosin aufgebaut.

Myosin bildet die **dicken Filamente** und besteht aus zwei 140 nm langen, umeinander gewundenen „schweren" Myosinketten, die am Ende je ein Köpfchen mit ATPase-Aktivität tragen; an jedes dieser Köpfchen sind je 2 „leichte Myosinketten" angelagert.

Die **dünnen Filamente** bestehen aus dem Faserprotein F-Aktin, zu dem sich etwa 200 monomere G-Aktin-Einheiten in schraubenförmiger Windung aneinandergelegt haben. In den dadurch gebildeten Rillen liegen, jeweils 4 G-Aktin-Einheiten überspannend, Fasern von Tropomyosin. Troponin ist ein nur in der quergestreiften Muskulatur vorhandenes, aus 3 Untereinheiten (TpT, TpC, TpI) aufgebautes calciumbindendes, globuläres Protein; es gibt etwa 50 Troponin pro F-Aktin.

In den Myofibrillen sind viele 2 μm lange Sarkomere, getrennt durch die immer wiederkehrenden Z-Linien, aneinander gereiht. Aus den Z-Scheiben ragen nach beiden Seiten, hexagonal angeordnet, je 24 dünne Filamente heraus. Im Zentrum jedes Hexagons liegt ein zigarrenähnliches dickes Filament, aufgebaut aus vielen Myosinmolekülen.

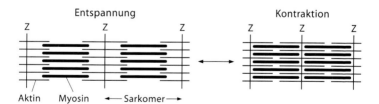

19.2 Was ist rote, weiße bzw. glatte Muskulatur

Die beiden erstgenannten Begriffe beziehen sich auf die quergestreifte **Skelettmuskulatur**, bei der man zwischen einer dunkelroten und einer blaßroten Art unterscheiden kann. Gut zu unterscheiden sind diese beiden Varianten am (sogar gekochten!) Hühnerfleisch: in der Brustmuskulatur überwiegen die weißen Fasern (helles Fleisch), in den Schenkeln dagegen hat man „dunkles Fleisch". Weiße Muskeln sind auf schnelle Kontraktion ausgelegt, nicht für Dauerleistung; ihr Proteinbestand, vom kontraktilen Apparat abgesehen, enthält vorwiegend Enzyme des Glykogenabbaus und der Glykolyse. Die roten Fasern haben einen hohen Gehalt an Atmungskette und Myoglobin (Farbe!), daneben vorwiegend Enzyme der Fettsäureoxidation und des Citratcyclus, was Dauerleistungen ermöglicht.

Die unwillkürliche, autonom innervierte glatte Muskulatur, die sich im Verdauungstrakt, im Atmungssystem, den Blutgefäßen und im Uterus findet, besteht aus einzelnen Muskelzellen; ihr fehlt das Calcium-bindende Troponin. Hier wird die L-Kette des Myosins durch eine Proteinkinase phosphoryliert, damit das Myosin an Aktin binden kann. In der Entspannungsphase wird Myosin wieder dephosphoryliert.

19.3 Woher stammt die zur Muskelkontraktion nötige Energie?

Die Verkürzung der Myofibrillen kommt durch ruderartige Bewegung der mit dem Aktin verbundenen Myosinköpfchen zustande. Jeder Ruderschlag jedes Myosinköpfchens kostet ein ATP. 1 Gramm frischer Muskel enthält 5 µmol ATP (1 g Leber nur 2 µmol!), und zusätzlich hat der Muskel pro Gramm Feuchtgewichts noch 20 µmol Kreatinphosphat, dessen energiereiches Phosphat mittels Kreatinkinase zur Rephosphorylierung von ADP verwendet werden kann. Muskel-Kreatin wird in der Leber aus 3 Aminosäuren (Gly, Arg und Met) synthetisiert; im Harn wird es später als cyclisches Kreatinin ausgeschieden. Aus dem ADP kann nochmals Energie gewonnen werden, wenn nämlich die Myokinase die Reaktion 2 ADP $\leftrightarrow$ ATP + AMP katalysiert.

19.4 Welche Vorgänge bewirken eine Muskelkontraktion?

Die Kontraktion des Muskels wird über die **Ca^{++}-Konzentration** gesteuert, die notwendige Energie stammt aber aus der Spaltung von **ATP**. Stimulation des motorischen Nerven führt zur Entleerung der Sarkotubuli: Ca^{++} steigt schlagartig von 10^{-8} auf 10^{-5} mol/l an.

Durch die Hydrolyse eines am Myosinköpfchens gebundenen ATP geht das Köpfchen in eine gespannte Konformation über und findet, wenn Calcium am Troponin gebunden ist, Kontakt am Aktin. Ohne Ca^{++} ist die Myosinbindungsstelle am Aktin durch Troponin blockiert. Wenn sich ADP + P vom Myosin lösen, macht das Köpfchen eine Ruderbewegung; Aktin verschiebt sich gegenüber Myosin: das Sarkomer verkürzt sich. In diesem Stadium verharrt das Sarkomer („Totenstarre" bei ATP-Mangel), bis neu hinzutretendes ATP die Aktinbindung löst (**Weichmacherwirkung des ATP**) und das Köpfchen, nach ATP-Spaltung, wieder seine gespannte Haltung einnimmt. Diese Prozesse wiederholen sich, bis ein Abfall des Ca^{++} den Myosin-Aktin-Kontakt unterbindet.

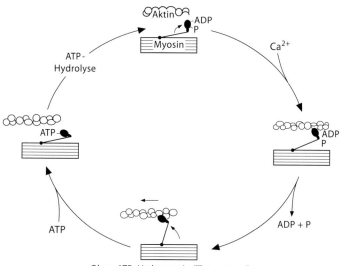

20.1 Was ist Ihnen über Kollagen bekannt?

Kollagen ist mit einer Menge von 3,5 kg im 70 kg-Menschen das hier **mengenmäßig bedeutendste Protein**. Zahlreiche Polypeptidketten mit je 1050 Aminosäuren haben sich zu Fibrillen und diese zu größeren Verbänden zusammengeschlossen. Man unterscheidet heute über 10 Kollagentypen mit unterschiedlicher Struktur und Funktion. Alle haben eine **ungewöhnliche Aminosäurezusammensetzung** mit ca. 33 % Glycin (jede 3. Aminosäure ist Gly!), 25 % Prolin (40 % davon als HO-Prolin), 3,5 % Lysin (zu 10–80 % hydroxyliert), keinem Tryptophan und Cystein und kaum Tyrosin. Der hohe Prolin- und Glycin-Wert verhindert die Ausbildung einer α-Helix; statt dessen kommt es zur Bildung einer **Tripelhelix**. Das **Kollagen-Gen** ist durch 50 Introns unterbrochen, die bei der mRNA-Reifung entfernt werden müssen.

Die 3 Kollagen-**Haupttypen**, genannt Kollagen I, II und III, bilden mechanisch sehr resistente Fasern; die selteneren Typen, IV bis XI, sind z. T. fibrillär, haben aber auch globuläre Domänen. Kollagen IV bildet das Basalmembrannetz aller Zellen und enthält 3-HO-Prolin statt des sonst üblichen 4-HO-Prolin. Bei dem Kollagenabbau frei werdendes HO-Prolin erscheint unverändert im Harn und kann so bestimmt werden.

Bei der **Kollagenbiosynthese** unterscheidet man eine intra- und eine extrazelluläre Phase: schon cotranslational erfolgt die Vitamin C- und ketoglutaratabhängige Hydroxylierung zahlreicher Prolin- und Lysinseitenketten. An die HO-Gruppen des Lysins werden Disaccharide (α-Glucosido-1,2-Galaktosyl) gebunden, die HO-Prolinreste sind das Signal für die Sekretion des Prokollagens in den Extrazellulärraum, wo die C- und N-terminalen Registerpeptide entfernt werden und es nach Einwirkung eine Lysyloxidase zur kovalenten Vernetzung kommt. Das ungewöhnlich aufgebaute Protein kann nur durch spezifische Kollagenasen abgebaut werden.

Heterozygote Mutationen führen häufig zu sich erst im Erwachsenenalter manifestierenden **Bindegewebsstörungen**. Bei Vitamin C-Mangel kommt es zum Ausbleiben der Aminosäure-Hydroxylierungen und zu Defekten am Zahnhalteapparat und an Gewäßwänden.

20.2 Beschreiben Sie Lokalisation und Aufbau elastischer Gewebe.

Bestimmte Anteile des Bindegewebes werden aufgrund ihrer mechanischen Eigenschaften als elastisches Gewebe bezeichnet. Dazu gehören die Aorta, die Ligamenta flava der Wirbelsäule, die Bronchien und Lungen sowie die Haut.

Diese Gewebe sind reich an **Elastin**, einem Protein, das von Bindegewebszellen als Proelastin gebildet und dann in den Extrazellulärraum sezerniert wird. Hier kommt es zur Umwandlung in Elastin (Mol. Gew. 68 000), das nach Oxidation von Lysylseitenketten **Quervernetzungen** ausbildet. Typisch ist dabei die Bildung von heterocyclischen Sechsringen mit der Bezeichnung **Desmosin** bzw. Isodesmosin. Elastin hat einen ungewöhnlich hohen Gehalt an Glycin und hydrophoben Aminosäuren.

Für den Abbau der Elastinfasern ist eine spezielle Protease erforderlich, die als **Elastase** in Granulozyten und Makrophagen vorkommt.

20.3 Woraus besteht Knochen und wie wird er gebildet?

Ein Knochen besteht zu etwa 70 % aus anorganischem Material (45 % Mineralstoffe und 25 % Wasser) und 30 % organischen Anteilen, die je etwa zur Hälfte intra- bzw. extrazellulär sind.

Die **Mineralsubstanz** ist zum weit überwiegenden Teil **Hydroxylapatit** (eine besondere Kristallform des Calciumphosphats), daneben gibt es wenig Fluorapatit und, in Spuren, Calcium- und Magnesiumcarbonat. Durch diese chemische Zusammensetzung und eine ungewöhnlich oberflächenreiche Struktur ist die Knochensubstanz ein immer gut verfügbares Reservoir und auch eine Speichermöglichkeit für diese beiden wichtigen Ionen. Schwermetalle (Blei, Radium, Uran, Strontium) können in die Apatitstruktur eingelagert werden, weshalb radioaktive Spaltprodukte so gefährlich sind.

Osteoblasten und Osteocyten sind für die Synthese der **organischen Matrix** („Osteoid") verantwortlich; es handelt sich vorwiegend um Kollagen und strukturell ausgerichtete extrazelluläre Glykoproteine. Hier kommt es dann zum Mineralisierungsvorgang: dieser beginnt mit einer Anreicherung von Calcium und Phosphat in den Osteocyten, die damit **Matrixvesikel** bilden und diese aus der Zelle ausschleusen. Sie enthalten Calciumkomplexe von Phospholipiden und alkalische Phosphatase. Bereits in den Vesikeln beginnt die Apatitbildung, diese Kristalle lagern sich dann an extrazelluläre Nukleationszentren an. γ-Carboxyglutamat-haltige Proteine werden hier gefunden. Die genaue Bedeutung der alkalischen Phosphatase ist noch unklar, aber sie findet sich immer in hoher Konzentration in Mineralisierungszonen, nicht aber in nicht verknöcherndem Knorpel.

Der **Knochenabbau** erfolgt, hormongesteuert, durch Osteoklasten, die über starke Glykolysevorgänge mit Milchsäurebildung die für die Osteolyse vorteilhafte Säuerung bewirken.

In Spuren oral oder lokal verabfolgtes **Fluorid** führt zu der Bildung von besonders oberflächenresistentem Fluorapatit und bewirkt im Zahnbereich einen Schutz gegen Karies.

20.4 Was wissen Sie über Kollagen-Erkrankungen?

Die Biosynthese von Kollagen, dem mengenmäßig ganz vorn stehenden Protein des menschlichen Körpers, verläuft in 2 Phasen: intra- und später extrazellulär; in beiden Phasen können Störungen auftreten durch: (1) genetisch bedingte Enzymdefekte, (2) alimentär bedingten Cofaktormangel oder (3) Schäden durch exogene Gifte.

Da zur Bildung des Kollagen-Gens 51 Exons durch Spleißen verbunden werden müssen, sind Störungen der Proteinstruktur nicht so unerwartet. Störungen der pro-α-Ketten des Kollagens sind bekannt, aber auch Defekte der Lysyl-Hydroxylase, der Prolin-Hydroxylase, der Prokollagen-Peptidase und der Lysyloxidase sind bekannt geworden.

Als **Ehlers-Danlos-Syndrom** I bis VII sind 3 autosomal-dominant und 4 rezessiv erbliche Bindegewebserkrankungen beschrieben, die teils den intra-, teils den extrazellulären Teil der Kollagensynthese betreffen. Homozygote, bereits im Kindesalter manifeste Erkrankungen sind selten, bei heterozygoten Defekten vermutet man ein Wechselspiel mit der Umwelt. Eine Überstreckbarkeit der Gelenke ist ein häufiges Symptom.

Auch die erbliche **Osteogenesis imperfecta** (abnorme Knochenbrüchigkeit) und das **Marfan-Syndrom** (Skelettdeformationen, Linsendislokation) gehören zu diesem Kreis der Krankheitsbilder.

20.5 Was versteht man unter Mucopolysaccharidosen?

Mucopolysaccharidosen sind **rezessive Erbkrankheiten**, bei denen Enzyme des **Glykosaminglykan-Abbaus** fehlen, wodurch es zur Einlagerung der entsprechenden Heteroglykane in den Zellen vieler Organe (Knorpel, Sehnen, Periost, Blutgefäße, Cornea, Milz und Leber) bzw. zur Harnausscheidung (bis 0,5 g/24 h) kommt. Genau charakterisiert sind 10 dieser Defekte, darunter die „Mucopolysaccharidosen I" bis „VII". Letztere sind in der Pädiatrie meist unter den Eigennamen der erstbeschriebenen Patienten bekannt, wie Morbus Hurler oder Morbus Hunter. Vor allem Dermatansulfat und Heparansulfat sind von diesen Abbaustörungen betroffen.

Typ	Morbus	Hauptsymptome	Fehlendes Enzym
I	Hurler	Zwergwuchs, Schwachsinn „Wasserspeier-Gesicht"	L-Iduronidase
II	Hunter	„Wasserspeier-Gesicht"	Iduronidsulfatase
III	Sanfilippo Typ A-D	Geringe körperliche Störungen starke geistige Behinderungen	4 versch. Enzyme des Heparanabbaus

Mittels **Zellkultur** von Hautfibroblasten dieser Patienten fand man, daß sich die Fragmente dieser Heteroglykane in den Lysosomen anreichern. Setzt man der Zellkultur das fehlende Enzym zu, so wird dieses in die Lysosomen aufgenommen und bewirkt dort den normalen Abbau. Eine **pränatale Diagnose**-Stellung ist möglich.

Außer den erwähnten 7 Mucopolysaccharidosen gibt es mindestens 3 Typen von Lipomucopolysaccharidosen, bei denen die Abbauenzyme zwar gebildet, aber nicht in die Lysosomen aufgenommen werden, weil ihnen Mannose-6-phosphat als Signal zur lysosomalen Aufnahme fehlt. Im Zytoplasma und sogar im Serum findet man hohe Aktivitäten der lysosomalen Enzyme, während sich die nicht abbaubaren Substrate (Dermatansulfat, Lipide) in den Lysosomen anhäufen. Man spricht von I-Zellerkrankungen (Inclusion) mit den Symptomen Zwergwuchs, Skelettdeformation und Vakuolen in den Lymphozyten des Blutes.

21.1 Was wissen Sie über die Chemie des Nervensystems?

Am Nervensystem, beim Menschen gegliedert in das etwa 1,4 kg schwere Gehirn und die peripheren Nerven, kann man makroskopisch eine **graue** (Nervenzellen) von einer **weißen** (Leitungsbahnen) **Substanz** unterscheiden. Besonders bei der letzteren fällt ein hoher Lipidanteil auf. Viele der im Gehirn erstmals gefundenen und als Cerebrosid, Gangliosid, Sphingomyelin usw. bezeichneten komplexen Lipide (s. 6.5) fanden sich später als Membranbestandteile auch in anderen Geweben.

Eine **chemische Grobanalyse** für das Gehirn würde etwa lauten: 10 % Protein [20 %], 10 % Lipide [4 %], 1 % Kohlenhydrat [4 %], 78 % Wasser [71 %]; die in eckigen Klammern gezeigten Zahlen geben die entsprechenden Werte für die Leber. Trotz dieser unauffälligen Zusammensetzung ist das Gehirn zu ungewöhnlichen Leistungen befähigt: Denken, Gedächtnis, Steuerung von Kreislauf, Atmung, Motorik und Endokrinium. Auffällig ist der starke Sauerstoffbedarf und der hohe Glucoseverbrauch, der allerdings im Zustand des Fastens weitgehend durch Ketonkörper ersetzbar ist.

Ungewöhnlich ist auch die weitgehende Trennung von Blutraum und Gehirn durch die **Blut-Liquor-Schranke**, die vielen Substanzen den Übertritt ins Gehirn verwehrt.

Die typischen mikroskopischen Bauelemente des Nervensystems sind die **Neurone**, deren Zahl für das menschliche Gehirn auf 25 Milliarden geschätzt wird. Jede dieser Nervenzellen macht über Ausläufer (Axon und Dendriten) synaptische Kontakte zu anderen Neuronen; die Zahl der Synapsen, über die die Neurone mittels chemischer Transmitter in Kontakt treten können (s. 21.2), ist noch etwa 1000 mal höher als die Zahl der Nervenzellen. Schließlich gibt es im Gehirn noch die mit Stütz- und Ernährungsfunktionen bedachten **Gliazellen**.

21.2 Was sind Neurotransmitter und wie wirken sie?

Die Tatsache, daß bei der Reizübertragung von einer („praesynaptischen") auf die nächste („postsynaptische") Zelle chemische Substanzen, sogenannte Neurotransmitter, beteiligt sind, geht auf den deutschen Pharmakologen Loewi zurück. Dieser studierte 1922 in vitro die Reizübertragung vom N. vagus auf das Herz und stellte fest, daß bei der elektrischen Nervenreizung ein frequenzverlangsamender „Vagusstoff" abgesondert wurde, der auch ein denerviertes zweites Herz zur gleichen Aktion veranlaßte. Der Vagusstoff erwies sich später als Acetylcholin, das bei der Nerv-Muskel-Reizung, aber auch bei der Impulsübertragung Nerv-Nerv im cholinergen System wirksam ist.

Im Nervensystem sind die einzelnen Neurone am Axonende durch einen 10–50 nm breiten synaptischen Spalt voneinander getrennt. Der Neurotransmitter ist, hochkonzentriert, in **synaptischen Vesikeln** im Axonterminal gespeichert. Bei Ankunft eines elektrischen Impulses kommt es zur Transmitterfreisetzung durch Exocytose. Auf der Oberfläche der postsynaptischen Zelle findet der Transmitter spezifische Rezeptoren, die bei Ligandenbindung einen Impuls in der postsynaptischen Zelle starten. Gebundene und freie Transmittermoleküle werden im postsynaptischen Bereich enzymatisch zerstört. Im Fall des Acetylcholins geschieht das durch die Acetylcholinesterase; dieses Enzym ist sehr empfindlich gegen Vergiftungen.

Im Laufe der Jahre wurde außer dem Acetylcholin weitere Neurotransmitter identifiziert, darunter Adrenalin, Noradrenalin, Dopamin, Serotonin, GABA, Glycin, Glutamat und einige Neuropeptide. Manche dieser Transmitter wirken erregend, andere hemmend auf die postsynaptische Zelle. Alle arbeiten nach dem gleichen Prinzip: Speicherung in synaptischen Vesikeln, Freisetzung durch Exocytose, Bindung an den spezifischen postsynaptischen Rezeptor, enzymatische **Inaktivierung** und/oder Überlauf aus dem synaptischen Spalt in die Gefäße. Bei einigen Transmittern wird die nicht rezeptorgebundene Substanz schnell durch die präsynaptische Zelle aufgenommen („Reuptake") und dann der Wiederverwendung zugeführt.

21.3 Was wissen Sie über die Biochemie des Sehvorgangs?

Der Sehvorgang beruht bei Vertebraten, Arthropoden und Mollusken auf der Existenz eines lichtempfindlichen Chromoproteins in den Photorezeptorzellen der Retina. Das **Rhodopsin**, auch Sehpurpur genannt, besteht aus dem Protein Opsin (Mol.gew. 27 000) und dem 11-cis-Retinal, einem Derivat des Vitamins A (s. 11.11), das als Schiffbase kovalent an eine Lysinseitenkette des Opsins gebunden ist. Bei Lichteinfall kommt es zur Schließung von Ionenkanälen und zu einem Nervenimpuls.

Ein **Sehstäbchen**, von denen es im menschlichen Auge 120 Millionen gibt, hat 1 µm Durchmesser und ist etwa 40 µm lang. Im äußeren Teil enthält es etwa 1000 übereinander geschichtete, mit Sehpigment gefüllte Scheibchen, im inneren Teil den Zellkern, viele Mitochondrien zur ATP-Produktion und eine synaptische Endigung mit vielen Vesikeln.

Ein einziges Photon kann ein Stäbchen erregen: die 11-cis-Doppelbindung des **Retinals** springt um, es bildet sich über Zwischenstufen all-trans-Retinal. Gleichzeitig wird ein **Transducin**-GDP-Komplex (s. G-Proteine 9.4) aktiviert. Durch einen Abfall der cGMP-Konzentration kommt es zur Schließung von Natriumkanälen; das aktivierte Rhodopsin spaltet nach Phosphorylierung durch eine Proteinkinase das all-trans-Retinal ab, das in einer Dunkelreaktion isomerisiert wird und erneut in den Sehprozeß eintritt.

Für das **Farbsehen** gibt es 3 Typen von **Zapfen** (insgesamt 6 Millionen Stück) mit Empfindlichkeiten für rotes, grünes bzw. blaues Licht. Alle haben 11-cis-Retinal als Chromophor; ihre dem Rhodopsin ähnlichen Photorezeptor-Proteine konnten noch nicht isoliert werden.

Sachverzeichnis

A

Abwehrmechanismen 114
Acarbose 111
ACE 99
ACP (Acylcarrierprotein) 72
ACTH 106
Actinfilamente 150
Addison-Krankheit 99
Adipositas 134, 135
Adiuretin 107
Adrenalin 97
Akromegalie 106
Aldolase B 64
Aldose 49
Aldosteron 99
Allopurinol 31
Allosterie 23
Alloxan 111
Ames-Test 41
Amine, biogene 17
Aminoacyladenylat 37
p-Aminobenzoesäure 123
Aminolaevulinsäure 154
Aminosäure-Decarboxylasen 17
Aminosäuren 4, 7
– Aminosäurenanalysator 12
– D-Aminosäuren 4
– essentielle 5, 132
– glucogene 16
– isoelektrischer Punkt (IP) 7
– ketogene 16
– Polarität 6
– proteinogene 4
– Pufferkapazität 7
Aminozucker 52
Amylase 137, 140
Amylose 54
Anämie, perniziöse 122
Androgene 105
Angiotensin 99

Anker, lipophiler 39
Anomere 50
Antibaby-Pille 112
Antibiotika 40
Antikörper 114, 116
– monoklonale 116
Antiport 145
Antivitamine 123, 130
Apo-Lipoproteine 73
Arachidonsäure 66
Ascorbinsäure 125
Aspirin 67
Atmungskette 79, 80
– Entkoppler 80
– Hemmstoffe 80
ATP, Weichmacherwirkung 174
Atriopeptin (atrialer natriuretischer Faktor, ANF) 95
Avidin 126

B

Basedow-Krankheit 93
Basen, seltene 37
Bauchspeicheldrüse 140
Beriberi 118
Bilirubin 164
Bilirubin-diglucuronid 139, 164
Biliverdin 164
Bindegewebsstörungen 175
Biotin 126
Biotransformation 163
2,3-Bisphospho-glycerat 156
Biuret-Methode 8, 12
Blasengalle 139
Blutgerinnung 130, 158
– extrinsisches System 158
– intrinsisches System 158
Blutgruppen 161
Blut-Liquor-Schranke 180
Blutplasma 151

Blutzellen 152
Blutzucker 2
B-Lymphozyten 115
Body-Mass-Index 134
Brennwert
- physikalischer 131
- physiologischer 131
Burk 20

C

Calciferol 128
Calcitonin 95
Calcium 82, 90, 91, 94, 95
Calmodulin 91
cAMP 89
Carbaminoverbindung 157
Carbamylphosphat 15
Carboanhydrase 84, 157
γ-Carboxyglutamat 130
Carboxylase 126, 130
β-Carotin 127
Catecholamine 97
CCK-PZ (Cholezystokinin-Pankreozymin) 110, 140
Cerebrosid 69
cGMP 88, 95
Chaperone 39
chemiosmotische Theorie 79
Chlorophyll 83
Cholera 143
Cholesterin 70
- Biosynthese 70
- Folgeprodukte 70
- Gallensteine 70
- HDL 73
- LDL 73
- VLDL 73
Cholezystokinin-Pankreozymin (CCK-PZ) 110, 140
Chondroitinsulfat 55
Chromatin 149
Chylomikronen 73, 141
Citratcyclus 76–78
- anabole Aufgaben 77
- anaplerotische Reaktion 78

Cobalamin 122
Code, genetischer 36
Codon 36
Coenzym 27
- Coenzym A 124
Coeruloplasmin 84
Colon 143
Coma diabeticum 111
Corrin 122
C-Peptid 100
Cushing 98
Cyclooxygenase 67
Cytochrom P_{450} 81
Cytokine 113
Cytoskelett 150

D

Darmbakterien 123
Darmflora 121, 126
7-Dehydro-cholesterin 128
Dermatansulfat 55
Desoxyribonucleinsäure (*siehe* DNA)
Desoxyribose 30
Desoxyzucker 52
Dextran 54
1,25-DHCC (1,25-Dihydroxy-cholecalciferol) 128
Diabetes
- insipidus 107
- mellitus 111
- - Typ I 111
- - Typ II 111
Diastereomere 50
Dicumarol 130
Dioxygenase 81
Disaccharide 53
DNA (Desoxyribonucleinsäure) 32
- cDNA (komplementäre DNA) 43
- Doppelstrang 32
- Polarität 32
- Reparatur 42
DNA-Polymerase 34
Dogma, zentrales 43
Dopamin 97, 108

E
Eier, rohe 126
Eikosanoide 66, 67
Eisen 83
– Aufnahme 83
Elastin 176
ELISA (enzyme linked immonosorbent assay) 3
Enantiomere 50
endoplasmatisches Retikulum 148
Enhancer 47
Entzündung 67
Enzyme 19, 25
– Aktivität 19
– Diagnostik 25
– interconvertierbare 22
– Kinetik 20
– Klassifizierung 19
– Hemmungen 21
Enzymeinheit, internationale 19
Enzym-Kaskade 60
Epithelschutzvitamin 127
Epitope 114
Ernährung 131
Erythropoietin 96
Erythrozyten, Glucosegedächtnis 153
Essigsäure, aktivierte 71
Estrogene 103
Exon 35

F
Fab-Fragmente 116
FAD 119
Faeces 143
Farbsehen 182
Fc-Fragmente 116
Fehling 51
Ferritin 83
Fettgewebe, braunes 169
Fettgewebslipase, hormonabhängige 171
Fettsäuren
– Biosynthese 72
– essentielle 132
– ungesättigte 66

Fettspeicherung 170
Fibrinogen 158
Fibrinolyse 160
Fluor 85
Fluorid 177
FMN 119
Folsäure 123
Fruktokinase 64
Fruktose 64
Fruktose-2,6-bisphosphat 59
FSH 103, 106
Fumarsäure 78
Furanose 49

G
Galaktosämie 63
Galaktosamin 52
Galle 139
– Blasengalle 133
Gallensäure 139, 141
Gallenstein 139
Ganglioside 69
Gastrin 110
Geburtshelfer-Hände 94
Gelbsucht (Ikterus) 164
genetischer Code 36
Genexpression 47
Gestagen 104
Gicht 31
GIP 110
Gliazelle 180
γ-Globuline 114
Glucagon 101
Glucocorticoide 98
Gluconeogenese 58
Gluconsäure 51
Glucosamin 52
Glucose-1-phosphat 60
Glucosegedächtnis der Erythrozyten 153
Glutathion 9
Glycerinphosphat 69, 170
Glykogen 54
– Abbau 60
– Synthese 61

Glykogenspeicherkrankheiten 61
Glykolyse 56, 57
GnRH (Gonadotropin-releasing Hormon) 112
Golgi-Apparat 39, 148
G-Proteine 89
Growth-Factors 113
Gruppe, prosthetische 27

H
Häm 155
Hämatokrit 152
Hämoglobin 153
- glykosyliertes 153
Hämosiderin 83
Haptene 114
Harnbestandteile 166
Harnbildung 165
Harnkonkremente 167
Harn-pH 166
Harnsäure 31
Harnstoff 15
- Biosynthese 15
HDL 73
Hemmstoffe der Translation 37
Heparin 55, 159
Heteroglykane 55
Histone 149
HMG-CoA 74
Homoglykane 54
Hormone 86
- Gewebshormone 86
- glanduläre 86, 106
- glandotrope 86
Hyaluronsäure 55
5-Hydroxy-indolessigsäure 109
Hydroxylapatit 177
5-Hydroxy-tryptamin 109
Hypophysenhinterlappen 107
Hypophysenvorderlappen 106
Hypothalamus 107, 108

I
ICSH 105
IGF I 106
IGF II 106
Ikterus (Gelbsucht) 164
Immunoglobuline 114
Immunsuppression 98
Induktion 46
Induktor 46
INH (Isonikotinsäurehydrazid) 120
Inhibiting factors 108
Inosit-1,4,5-trisphosphat 90
Insulin 100
- Mangel 111
Interferon 113, 114
Interleukine 113
Intestinaltrakt 110
intrinsic factor 122, 138
Intron 35
Inulin 54
Isocitratdehydrogenase 76
Isodynamiegesetz 131
isoelektrischer Punkt (IP) 7
Isoenzyme 26
Isonikotinsäurehydrazid (INH) 120
Isopren 70

J
Jod 85, 93
Jod-Stärke-Lösung 54

K
Katabolit-Repression 46
Katalase 80
Katalysator 18
Kephalin 69
Ketonkörper 74
- Bildung 74
- Verwertung 74
Ketose 49
17-Ketosteroide 105
Kleeblatt-Struktur 37
Knochensubstanz 82
Kobalt 85
Koenzym (*siehe* Coenzym)
Kohlenhydrate 49
Kohlenmonoxid 153

Kollagen 175
- Biosynthese 175
- Erkrankungen 178
- Hauttypen 175
Kolon (*siehe* Colon)
kompetetive Hemmung 21
Komplement-System 114
Konformation 50
Kontrazeption 112
Kreatin-Kinase 26
Kreatinphosphat 173
Krebserkrankung 41
Kreislauf, enterohepatischer 139
Kretinismus 93
Kupfer 84

L
Laktatdehydrogenase 26
Laktose (Milchzucker) 53, 63
LDL 73
Leber 162
Lecithin 69
Leitenzyme 24
Leukotriene 67
LH 106
Lineweaver 20
Lipase 140, 141, 171
Lipide 65
Lipogenese 169, 170
Lipolyse 169
Liponsäure 75
Lipoproteine 73
Lipoproteinlipase 170
Lysosomen 13, 148
Lysozym 114

M
Magensaft 138
Magnesium 83
Mais 120
Malonsäure 72
Maltose 53
Manipulation, genetische 43
Matrixvesikel 177
Meerschweinchen 125

Melanotropin 108
Membranen 144, 145
- amphipathische Lipide 144
- Fluidität 144
- Lipide 144
Membranproteine, integrale 144
Menten 20
Methämoglobin 156
Methylmalonyl-CoA 122
Michaelis
- Konstante K_m 20
Microbodies 149
Mikrotubuli 150
Milchunverträglichkeit 63
Milchzucker (Laktose) 53, 63
Mischnahrung 131
Mitochondrien 146
Mizellen 141
Modifikation, posttranslationale 38
Molybdän 85
Monooxygenase 81
Morbus
- M. *Addison* 99
- M. *Basedow* 93
Mosaik-Gen 35
Motilin 110
Mucopolysaccharide, saure 55
Mucopolysaccharidosen 179
Multienzymkomplex 75
Mundspeichel 137
Muskelfibrillen 172
Muskelkontraktion 174
Muskulatur, glatte 173
Mutation 41
Myokinase 173
Myosin 172
Myxödem 93

N
NADPH 62
Natural Killer Cells 115
Nebennierenmark 97
Nebennierenrinde 98
Nebenschilddrüsen 94
Neurophysin 107

Neurosekretion 9, 108
Neurotransmitter 181
Niacinamid 120
nicht-kompetetive Hemmung 21
Nonsense-Proteine 41
Normalgewicht 134
Nucleinsäuren 28
- Abbau 31
- Basen 28
Nucleosid 28
Nucleosomen 149
Nucleotid 28
Nulldiät 135

O
Ocytocin 107
Onkogen 48
Operon 46
Ornithin 15
Osteoblasten 95
Osteoklasten 94
β-Oxidation 71
Oxidationswasser 2
Oxygenierung 156

P
Palindrom 44
Pankreas 140
pankreatisches Polypeptid 110
Pankreozymin-Cholezystokinin 110, 140
Pantothensäure 124
Parathyrin 94
Parkinson-Krankheit 97
PCR (polymerase chain reaction) 3
Pellagra 120
Penicillin 40
Pentosephosphatcyclus 62
Pepsinogen 138
Peptidbindung 8
Peroxidase 80
Peroxisomen 149
Phosphatase, alkalische 177
Phosphatidsäure 69
Phosphatidylinosit 69, 90

Phospholipase 90
3,5-Phosphordiesterbindung 33
Phosphorylase 60
Phosphorylasekinase 60
Phosphorylierung, oxidative 79
Phyllochinon 130
Plasmide 45
Plasmin 160
Plasminogenaktivatoren 160
polymerase chain reaction (PCR) 3
Polypeptid, pankreatisches 110
Polysomen 147
Porphobilinogen 154
posttranslationale Modifikation 38
Primärstruktur 10
Progesteron 104
Proinsulin 100
Prolaktin 106
Prolin 4
Promotor 47
Propionyl-CoA 78, 122
Prostacycline 67
Prostaglandine 67
prosthetische Gruppe 27
Proteasomen 13
Proteinasen 14, 140
Proteine 10, 11
- Denaturierung 10, 11
- Elektrophorese 12
- Molekulargewicht 11
- Trennverfahren 11
- UV-Absorbtion 12
Proteinkinase 60
Protoonkogen 48
Protoporphyrin 155
Provitamin 120, 128
- Provitamin A (*siehe* β-Carotin)
Punktmutation 41
Purinbasen 29
Pyranose 49
Pyridoxal-5-phosphat 121
Pyridoxin 121
Pyrimidinbasen 29
Pyruvat-Dehydrogenase 75

Q
Quartärstruktur 10
Quotient, respiratorischer (R.Q.) 133

R
Rachitis 128
radio-immuno-assay (RIA) 3
Reduktionsproben 51
Regelkreis 92
Reis 118
Releasing factors 108
Renin 99
Replikation 34
– semikonservative 34
Repression 46
Resorption 142
respiratorischer Quotient (R.Q.) 133
Restriktionsendonukleasen 44
Retinal 127
Retinol 127
Retinsäure 127
Retroviren 43, 48
Reuptake 181
Rezeptorproteine 87
Rhesusfaktor 161
Rhodopsin 182
Rhythmus 98
RIA (radio-immuno-assay) 3
Riboflavin 119
Ribonucleinsäure (*siehe* RNA)
Ribose 30
Ribose-5-phosphat 62
Ribosomen 37, 147
Ribozym 18
RNA (Ribonucleinsäure) 33
– hnRNA 33
– mRNA 33
– snRNA 33
– tRNA 33, 37
RNA-Polymerase 34, 35
RNase 31, 34
RQ (respiratorischer Quotient) 133

S
Saccharose 53
Salvage pathway 29
Salzsäure 138
Schilddrüse 93
Schlüsselenzyme 23, 58
Schwangerschaftschutzhormon 104
second messenger 87
Sehvorgang 182
Sekretin 140
Sekundärstruktur 10
Selen 85
Selenocystein 4
Serotonin 109
Serum 151
Signalpeptid 39
Skelettmuskulatur 173
Skorbut 125
Somatomedine 106
Somatostatin 102, 108
Spaltung, thioklastische 71
Speicheldrüsen 137
Sphingomyelin 69
Sphingosin 69
Spurenelemente 85
Stärke 54
Steroiddiabetes 98
STH 106
Stickstoffmonoxid 88
sticky ends 44, 45
Streptokinase 160
Streß-Hormon 97
Succinyl-CoA 77
Sulfonamide 123
Symport 145

T
TATA-Box 47
Tertiärstruktur 10
Testosteron 105
Tetrahydrofolsäure 123
Thiamin 118
Thiamindiphosphat 118
Thromboxane 67
Thymuspeptide 109

Thyreostatika 93
Thyreotropin-releasing Hormon (*siehe* TRH)
Thyroxin (T$_4$) 93
T-Lymphozyten 115
TNF (tumor necrosis factor) 113
Tocopherol 129
Topoisomerasen 34
Totenstarre 174
Transaldolase 62
Transaminase 5, 14, 25
Transcriptase, reverse 43
Transducin 182
Transferrin 83
Transfer-RNA 33, 37
Transketolase 62
Transkription 35
Translation 37
- Hemmstoffe 37
Transport
- aktiver 142, 145
- passiver 145
Trehalose 53
TRH (Thyreotropin-releasing Hormon) 9
Triacylglycerin 68
Triglycerid 68
Trijodthyronin (T$_3$) 93
Tripelhelix 175
Triplett 36
TSH 102, 106
tumor necrosis factor (TNF) 113
Tumorsuppressor 48

U
Überernährung 134
Übergewicht 134
Ubiquitin 13
Uniport 145
Urokinase 160

Uroporphyrinogen 155
UV-Bestrahlung 128

V
Vagusstoff 181
Vanillinmandelsäure 97
Vektor 45
Verdauungstrakt 136
Verseifung 68
Vesikel, synaptische 181
VIP 110
Vitamine 117
- Vitamin A (Retinol) 127
- Vitamin B$_1$ (Thiamin) 118
- Vitamin B$_2$ (Riboflavin) 119
- Vitamin B$_3$ (Niacinamid) 120
- Vitamin B$_6$ (Pyridoxin) 121
- Vitamin B$_{12}$ (Cobalamin) 122
- Vitamin C (Ascorbinsäure) 125
- Vitamin D 128
- Vitamin E 129
- Vitamin H (Biotin) 126
- Vitamin K (Phyllochinon) 130
- - Antagonisten 159

W
Wachse 68
Wachstumshormon 106
Wassergehalt der Organe 2
Wasserhaushalt 2
Wasserresorption 142
Wasserstoffperoxid 80
Wirkung, spezifisch-dynamische 133

Z
Zellkern 149
Zentrum, chirales 49
Zink 84
Zink-Finger-Proteine 34, 84
Zyklo- (*siehe* Cyclo-)

G.F. Domagk

Biochemie für die mündliche Prüfung

Fragen und Antworten

2. Aufl. 1997. XIII, 190 S. 37 Abb. (MEDialog) Brosch. **DM 26,-**; öS 189,80; sFr 23,50 ISBN 3-540-61962-3

Die Reihe MEDialog wurde zur effizienten Vorbereitung auf die mündliche Prüfung im Physikum konzipiert. Etwa 180 Fragen decken sämtliche Inhalte des Gegenstandskatalogs im Fach Biochemie ab. Jeder Antwort ist eine Seite gewidmet. Wo immer möglich, wird dabei auf die klinische Relevanz des betreffenden Sachverhalts eingegangen. In den Antworttext integrierte Abbildungen erleichtern das Verständnis komplexer Aspekte.

Diese Form der Darstellung garantiert, daß man die Fakten und Zusammenhänge im Fach Biochemie auch kurz vor der mündlichen Prüfung noch einmal rekapitulieren kann. MEDialog eignet sich nicht nur zum „Solo-Lernen", sondern auch für die Lerngruppe.

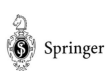

Springer und Umwelt

Als internationaler wissenschaftlicher Verlag sind wir uns unserer besonderen Verpflichtung der Umwelt gegenüber bewußt und beziehen umweltorientierte Grundsätze in Unternehmensentscheidungen mit ein. Von unseren Geschäftspartnern (Druckereien, Papierfabriken, Verpackungsherstellern usw.) verlangen wir, daß sie sowohl beim Herstellungsprozess selbst als auch beim Einsatz der zur Verwendung kommenden Materialien ökologische Gesichtspunkte berücksichtigen.
Das für dieses Buch verwendete Papier ist aus chlorfrei bzw. chlorarm hergestelltem Zellstoff gefertigt und im pH-Wert neutral.

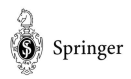